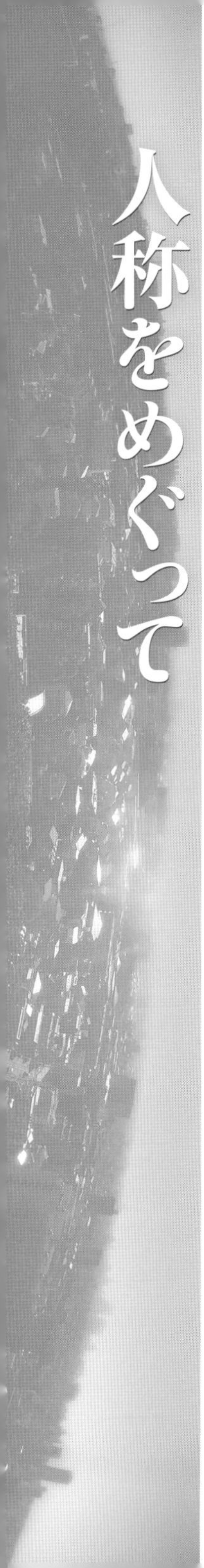

人称をめぐって

臨床哲学の諸相

［監修］
木村 敏
野家啓一

河合文化教育研究所

人称をめぐって

——臨床哲学の諸相

目次

Ⅰ　人称――その成立とゆらぎ

〈対話〉の中の人称　斎藤　環　123

私は思考しうるか？　谷　徹　149

まえがき

木村　敏

隔年で出しているこの『臨床哲学の諸相』シリーズの論集も、今回の刊行（『人称をめぐって――臨床哲学の諸相』）で七冊目になる。その基になる河合臨床哲学シンポジウムの方は今年で第十八回目を迎える。この臨床哲学シンポジウムのそもそものはじまりは、二〇〇〇年の十二月に、精神病理学者の長井真理さんの没後十年ということで、長井さんをしのんで記念シンポジウムをやったのが、その第一回目であった。

シンポジウムでの第三回目までの発表は、中村雄二郎さんと私が監修して、やはりこの同じ研究所から出していた『講座生命』という思想年報に掲載していた。二〇〇四年の第四回目のシンポジウムからは、坂部恵さんとの監修で新たにこの臨床哲学シンポジウムの発表をメインにした『臨床哲学の諸相』シリーズを隔年の発行ではじめた。その後坂部さんの逝去という痛恨の一事があってからは、野家啓一さんにご協力いただいてこのシリーズを今日まで重ねることができた。野家さんとはすでに十年ご一緒させていただいたことになる。臨床哲学シンポジウムも本論集も、まさに二十一世紀の始まりから二〇一八年の今日まで、ずいぶん長いあいだ続いたことになる。

精神病理学は、精神疾患をただ機械的に脳神経の障害としかみなさないような現今のアメリカ型の精神医学とは一線を画すものである。なぜ患者がそのような病を得て苦しむことになったのかということを、患者の心に治療者の心が向き合い、その臨床経験を通してさまざまに思索し、治療の形を探ったものが精神病理学である。精神科の医者である私たちも、私たちが付き合っている患者の方々も、まずはそれぞれのかけがえのない個人史と内面をもつひとりの人間である。したがって、そうした生きた患者の内面への充分な理解なくして、単に物質的な脳の物理化学的な反応の異常だけに注目するのでは、精神の病のありかを探ることは決してできないだろう、と私は思う。精神あるいは心と呼ばれる人間のあり方を可能にするその超越論的根底にこそ、私たちはまずは目を向けねばならないのだが、そうする以上、精神病理学が哲学と交わるのは必然でもある。最初に精神病理学という専門領域を誕生させたのが、哲学者のカール・ヤスパースの『精神病理学総論』"Algemeine Psychopathologie"（一九一三）であったことからも、当然最初からこの学問には哲学色があったことになる。

治療者が患者の心をさらに深く理解するために、そして精神病理学の思索を生きた現実の中で一段とシャープに研ぐために、精神科医と哲学者が一堂に会して徹底的に討論することが必要なのではないか。私は長年そう思ってきた。こうして、さきにも述べたようについに二〇〇〇年に、この「臨床哲学シンポジウム」なるものを、私は自分が所長をつとめる河合文化教育研究所の支援を受けて実現することになったのである。ありがたいことに、この臨床哲学シンポジウムの意味を受けとめて下さった多くの優れた哲学者の方々からも多大な協力を得ることができた。また、この臨床哲学シンポジウムを開催してみると、思いがけず多くの参加者をも得ることができた。こうしたシンポジウムが実は必要とされていたのだと、私は内心大いに励まされたものである。この臨床哲学シンポジウムと本シリーズの論集の発行は、こうして日本でもまれに長い、しかし一度も緩むことのない毎回充実したものとして、ある熱意と問題意識の水準を保持したまま実現することができたのだが、それはまさに多くの人々の温かいご支援のお蔭があったからこそ、というしかない。思い返すと感無量である。

しかし、そろそろこのシンポジウムも次代の人々にバトンタッチせねばならないだろう。この十八回目を一つの区切りにして、私としてはいったんこのシンポジウムを閉じたいと思っている。いつまでも私が前に出るのではなく、次の人たちがやられる時期だと思うからである。

私自身が、今年（二〇一八年）の六月のはじめに圧迫骨折をして、そのリハビリのためにいまだに入院していることも、閉じる時期がきたと思う一つの理由ではある。八十代に入ってからも、私はこれまでは比較的元気に動いてきたのだが、やはりこうして急に自分の体が思うように動かせなくなったという事実は、否応なく自分の心の動きにも精神の働きにも影響を与えるものである。心理的にもさまざまな境地が日々入れ替わって私の心に訪れる。そこには、ある心理状況から別の状況に変わろうとして一つの閾を越え出ようとするとき、一種の恐怖のようなものが生じる、というこれまでにない体験も含まれている。現在はそうした状況を自分自身で興味深く受けとめているところである。私自身が自分の内面に、患者と医者の両方を兼ねて向き合う、ということは私にとっては初めての体験であり、いずれ先になって、このときのことを検証し思索し、書くことができれば、と思っている。だが、一方で、もはやそうはならないかもしれないとも考えている。私の脳と心がこの先どのように動いていくかは、私自身にも予測がつかないことなのである。そのことも含めて、私はいま自分自身を興味深く見つめているところである。

この論集の「まえがき」では、いつも発表者の方々の論文について私がささやかな紹介と論評を書かせていただいてきた。だが、現在の私のこのような精神状態もあり、今回はそれを共同監修者の野家さんにお願いすることにした。彼の強靭な思考力と深い読解力なら、「あとがき」でそれを的確に展開してくださるだろう、と思ってのことである。

長いあいだ、この臨床哲学シンポジウムと本論集に大きなご支援を下さった方々に、あらためて心からのお礼申し上げて、この「まえがき」とさせていただきたい。

（二〇一八年十月）

河合臨床哲学シンポジウム・プログラム　趣意書

第16回　人称——その成立とゆらぎ

二〇一六年十二月十一日(日)　東京大学弥生講堂一条ホール

司会兼コメンテーター＝野家啓一

内海　健

発表1　清水光恵「自閉スペクトラム症における「私」」

発表2　森　一郎「私には見えないのに、あなたには見えるものって何？」

発表3　斎藤　環「〈対話〉の中の人称」

発表4　谷　徹「私は思考しうるか？」

人称——その成立とゆらぎ

臨床哲学の成立する現場は、病者と医療者の相互の「あいだ」である。この二人が自分を一人称、相手を二人称で意識して「対話」をおこなう。ところがこの対話は、自己の自己所属性、自分が「だれ」であるかに大きな問題を含む精神科の病者との場合には、当事者の「人称」をめぐってある種の不分明ないし「ゆらぎ」

に曝される。一人称がかならずしも自分のことに、二人称がかならずしも相手のことに対応しない。

昨年のシンポジウムで提題をお願いした金森修氏は、すでにご自身の死を予知しながら演題「〈遠隔的知識〉としての死」を完結し、本年五月二六日に不帰の客となられた。この遺稿で同氏はジャンケレヴィッチによる一・二・三人称の死の区別を受け入れた上で、これをポパーの三世界理論と照合し、「三人称の死の拡大解釈」である〈遠隔的知識〉としての死について論じておられる。ご自身の死を三人称的な「知識」として語られたのである。

ジャンケレヴィッチは哲学者である前に、すぐれたピアニスト・音楽学者として、ドビュッシーやラヴェルの流れをくむ印象派の作曲家に関わっていた。音楽を作り出す個々の音は、けっして「もの」としての音響ではない。古典派以来、各個の音には機能和声の働きによって出来事としての、「こと」としての性格を与えられた。ところがこの「こと」的性格が「もの」的性格をいっそう大きく凌駕し、機能和声をすら解体しようとしたのが印象派である。

「こと」は「ことば」に掬い取られて人間の言語活動に展開される。人は「自ら」が自然のままに生きているという「こと」を言語的に分節し、そこで生きているのが「だれ」なのかを明示することができる。「おのずから」が「自ら」に先行し、「生きる」が「言う」に先行する。

リクールに『他者としての自己自身』(“Soi-même comme un autre”, “Oneself as Another”)という著書がある。この書名について著者自身が書いていることによると、「自己自身の〈自身性〉は他性を内奥に含意していて、一方は他方なしに考えられない。〈として〉comme の語には強い意味を与えたい。つまり他者のような自己自身という類比の意味でなく、他であるかぎりでの自己自身 soi-même en tant que … autre という意味である。」著者のこの意向は邦訳題名『他者のような自己自身』では裏切られたが、私としてはこれを最大限に尊重したい。「もの」としての自己について言われる「同一性」identité と、「こと」として、「だれ」としての自己について言われる「自己自身性」ipséité とは別なのである。

アイデンティティは三人称的に語りうる。しかし自己が「自分自身」だと言いうるのは、一人称か二人称、ないしは対話の場でこの二つの人称が不可分に絡み合った局面でしかない。この局面で精神医学上の多くの病理、とりわけ統合失調症や自閉症スペクトラムが場所を得る。臨床哲学を志すわれわれは、この人称的配分にもっと敏感であってよいのではないか。

（木村　敏）

第17回　非人称・前人称・無人称

二〇一七年十二月十日(日)　東京大学弥生講堂一条ホール
司会＝谷　徹
コメンテーター＝内海　健・榊原哲也

発表1　熊﨑　努「臨床場面からみた一人称の謎」
発表2　野家啓一「自己の揺らぎ——人称の迷路のなかで」
発表3　岡一太郎「統合失調症性残遺状態の一様態」
発表4　藤井貞和「〈前—文法〉の記述は可能か」

非人称・前人称・無人称

「あなたの御前で、私は私自身にとって謎になりました。」

哲学の歴史は忘れがたい言葉を数多く生んだが、アウグスティヌスのこの言葉もそのひとつだろう。Philosophia（愛知）としての哲学は「無知の知」から始まった。さまざまな事柄を知る「知者」がなんと自己自身の無知を知らなかった。あるいは、自己自身の無知の「無知者」だった、と言ってもよいだろう。ソクラテスは、知者でなく「愛知者」であると自認した。彼は、自己の無知を知っていた。無知である自己自身を知っていた。自己自身の無知は、知者にとっては「弱み」だが、自己自身の無知を知るがゆえに知を愛求する愛知者にとっては当然の前提である。そこに弱みはない。

「神と魂を知りたい」と述べたアウグスティヌスも愛知者であろう。だが、彼の場合、「罪」の意識によって自己の内部に深い亀裂が入ってしまった。自己自身を知れば知るほど、この亀裂は深まってしまう。これは、「病み」でもあるような「弱み」を顕わにする。こうしたことは、「ひとり」では起こらなかったかもしれないが、二人称の「あなた」(神)の前で一人称の「私」に起こった。語る「私」が完全に分裂してしまえば、その「私」について「告白」することもできなくなるのではなかろうか。いや、彼は「あなた」の前で救われもしたのだろう。むしろ、救われたからこそ、彼は、告白する愛知者になりえたのかもしれない。

キリスト教は、強い「言語」優先的な思想を含む。言語・言葉が真に哲学的な問題になったのは、古代ギリシャではなくキリスト教中世であったという洞察は、正鵠を射ているように思われる。なにしろ「はじめに言葉があった」のである。その言葉が「肉」(子)として世界に現れたのである。「私」と「あなた」は、personであり、「人格」であるとともに「言語」的な「人称」でもある。子と父は人称的な関係で一体的に結びついている。しかし、人間においては、どうであったか。「私」は「あなた」の御前で——亀裂をはらんだ——「謎」として現れたのである。しかるに、近代の歴史はpersonを原理にまで高め、personal identity(これは「人格的同一性」などと訳されるが、「個人的」という意味で単独化された「パーソナル」な自己同一性でもある)という概念を発展させ、それに「帰責の主体」の役割さえも担わせることにもなった。それどころか、personは、「手段」にならない「目的」そのものにさえ、「価値」を越えた「尊厳」を備えたものにさえ、高まった。では、謎は解決され、病は癒やされ、personは健全さの光のなかで自立・自律を得たのであろうか。逆に、それは(三人称というより人称のない)Esが登場することを準備したのかもしれない。いまや、謎が謎を呼び、新たな謎が現れてくる。あるいは新たな病が現れてくる。この歴史は西洋だけのものではない。「われわれの現在」においてさらにもう一度この謎と病に問いを向けたいと思う——臨床哲学の知を愛求しつつ。

(谷　徹)

座談会・人称をめぐって

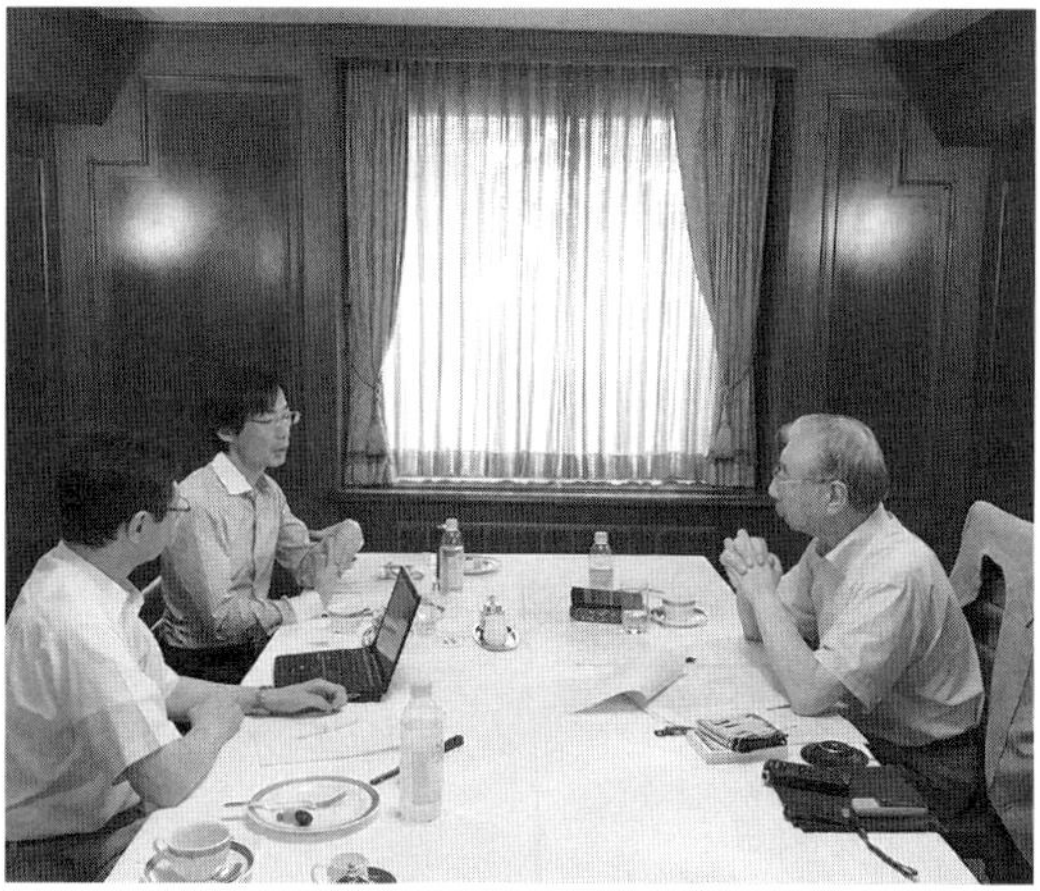

野家啓一
谷　徹
内海　健

――この論集は、毎年一二月に開催している「河合臨床哲学シンポジウム」のまとめとして、その直近の過去二回のシンポジウムを一冊にして隔年で出させていただいているものです。今回は、第16回のシンポジウム「人称――その成立とゆらぎ」（二〇一六年）、そして第17回の「非人称・前人称・無人称」（二〇一七年）のまとめとして作らせていただきます。

この論集の巻頭には、いつも木村敏先生と共同監修者との対談、あるいはシンポジウムの企画委員の方々との座談会を収録させていただいてきました。そこで、過去二回のシンポジウムのテーマをわかりやすく語っていただくことによって、シンポジウムからこの論集への橋渡しにしてきたわけです。ところが、今回は、この座談会への木村先生の出席がかなわなくなりました。

実は、当初この座談会は今年（二〇一八年）の六月一七日に予定していたのですが、その直前に木村先生が圧迫骨折をされ、座談会がいったん中止になってしまったわけです。先生はいま現在もまだ京都の病院に入院してリハビリをしていらっしゃる最中です。で、今回は先生の強いご希望もあり、今日七月三〇日に、先生ご不在のまま座談会を持たせていただくことになった次第です。ご自分がいなくても、ここにいらっしゃる方々なら刺激的なご議論を展開してくださるだろうという、先生の深い信頼と期待があってのことだと思います。――ということで、今日は木村先生不在のいささか変則的な座談会をもたせていただくことになりましたが、よろしくお願いいたします。

ご存じのように、木村先生の臨床哲学シンポジウムとその成果としてのこの論集にかける思いには並々ならぬものがあります。精神病理学者としての先生の初発の思いというのは、精神病理学を深くつきつめていけば必ず哲学の根底に触れるだけでなく、ある究極の部分で重なり合う。ところが、これまで精神病理学と哲学は正面からきちんと出会えていない。もし精神病理学と哲学が互いの領域を越えて真剣に議論することができたなら、多くのものが生み出されるはずなのに、残念なことにその場がない。だったら自分がそういう場を作ろう、ということでした。その先生の思いがあって、この一連のシンポジウムの第一回目が二〇〇〇年に実現したわけです。

このシンポジウムは、それから過去一七回、今年の一二月を入れると一八回になるわけですが、みなさまの大きなご支援のお蔭で、一度も中断することなくむしろ高い水準を保持したまま今日まで続いたわけです。ですので、今回このシンポジウムと論集をつなぐかなめとなるこの座談会に参加できないことは、先生ご自身にとってもたいへん残念だったことと存じます。でも、今はまずはご自分のお体の回復に専念されるとのことで、今回はみなさんにその座談会をお任せしたいとの先生からのお伝言でした。そういうことで今日はたいへんお世話になりますが、よろしくお願いいたします。

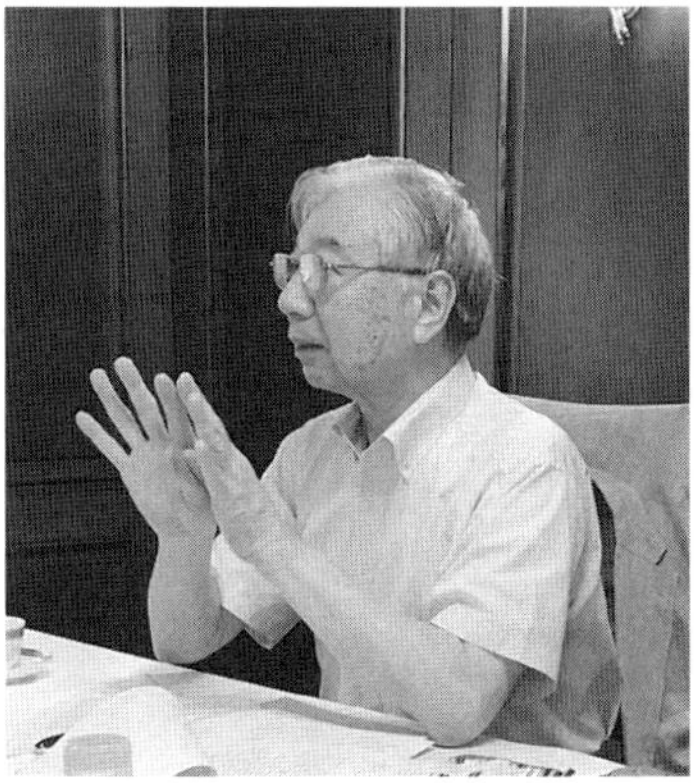
野家啓一氏

デカルト主義的実体を超えて

野家 それではとりあえずの進行役ということで、進めさせていただきます。
今回は、人称、それも非人称とか無人称まで含めての人称、ペルソナということなのですけれども、ペルソナと言ってしまうと、和辻哲郎の「面とペルソナ」がすぐに思い浮かびます。さらには、それを引き継いだ坂部恵先生の「おもて論」、それと谷さんが今回この本に収録される論文の冒頭で触れておられましたが、木村先生の「自己」という概念を、ヨーロッパ語に訳す時にどういう言葉になるか、ということも含めて、人称の問題が、精神医学と哲学、いろんな面で絡み合っていると思います。

それからもう一つは、ペルソナという場合には、人称だけではなくて、人格という意味も含まれてきて——これは森一郎さんが人称を人格と間違えて（笑）、第一六回のシンポジウムで発表されたということにも関わってきますが、ただ、両者は密接に関連があるので、単に間違いということではないわけです。

そのあたりのことを含めて、まず、哲学と精神医学、それぞれに人称とかペルソナというのが問題になる場面があると思うのですね。哲学の領域だと独我論とか他者論とか、人格同一性や倫理学の場面でも問題になります。精神医学の領域だと、自閉症とかあるいは発達障害とか、そういう場面も含めて今回はいろいろな発表をお願いしましたけれども、そのあたりから、まずどういう問題場面で人称がクローズアップされてくるのか。谷さん、内海さんからそれぞれ、概論ふうに問題提起をしていただければありがたいと思います。

谷　それでは私から。まず、日本語では区別される「人称」と「人格」の両方に共通すると思いますけども、この二回のシンポジウムの中で一つのポイントになるかなと思っていたところがあります。それは、ある種のデカルト主義といいましょうか。人称・人格としての「私」というのは、実体である、あるいはもう少し日常的に言って、昨日でも今日でも、どんな場面でも同一な、変わらないものとして存在している、というデカルト主義的な実体の考え方があるわけですけれども、ある意味でシンポジウムに出た全員の人が、そんな実体などはもう成り立たないという前提で話をされていた、ということですね。

その、成り立たなさがさまざまなところで問題にされた。たとえば自閉症の話にしろ、それから斎藤環さんが問題にしておられたオープン・ダイアローグっていうような話にしろ、です。斎藤さんは一人称複数と二人称複数みたいな感じで語られましたね。さらに他にも統合失調症のさまざまな病態の中にもそのような問題が当然出てくる。それから、藤井貞和さんの解釈の中には、一種の憑依っていいましょうか。自己（私）

が他者に乗り移られるような状態が出てくるわけですけれども、乗り移られるというのはある意味で人格分裂だ、といえるわけです。そうなってくると、人称あるいは人格の単一性、同一性という意味での実体性がすべて疑われてくるわけですね。

それだけでもちろん病態としてもあるいは現象としても面白いんですが、もう一つの問題として人称という問題設定の中では言語というものが非常に強く出てくる。言語の機能というのは実にさまざまですが、本来バラバラでとりとめのないものを一つに統一してしまう、そのようにして明示的に語りうるようにしてしまうという機能がある。しかし他方で、言語にしてしまうとむしろそのことによって隠されてしまうという、そういう側面もある。この二つの側面があるのですが、さらにもう一つ言わなきゃいけないのかな、といつも思うのは、それをわれわれはやはり言語で語っているということですね。つまり、研究する側というか、論じる側自身も言語の射程内で考えている。もちろん、それぞれに外国語に、あるいは古語にまで通じた発表が今度のシンポジウムではなされていますが、しかし、やはり基本的には日本語で考えているというところがあって、自分たちが考えている時に使うその言語それ自身の問題も同時に出てきてしまう。木村先生の「自己」というような概念も、多分そういう問題から切り離されないと思います。

今回のこの二回のシンポジウム、第一六回、第一七回の中では、そういう観点から見て、同一的な実体でない自我・自己、つまり容易に分裂する自我・自己、それゆえ言語的に名詞でうまく言い表せられるようなものじゃないところのものが問題になっている。他方で、それにもかかわらず、それが言語化される時、どういうことが起きてくるか。それを語っている言語という問題がある。つまり、それが言語にされていく時に、いってみれば歪みというか、実詞化というか――実詞化というのは名詞にすることですね――そういうことが起きてくる。最後に、こうしたことを語っているわれわれ（あるいは論者）自身の立場はいったいどこにあって、どういう言語で語っているか、と。その三つの問題を頭の中で考えながら、シンポジウムでのみなさんの話を聞かせていただいた、という次第です。

野家　はい、たしかに言語の問題を忘れてはいけませんね。ペルソナは仮面であり人格であるとともに文法的な人称や格でもあるわけですから。いま、問題提起をしていただきましたが、本質的なところに入っちゃうかもしれませんが、実体でない自我という場合、谷さんは今度のご論文の中ではフッサールの原自我という方向へ、Urich の方向へ持っていってらっしゃいますね。その原自我というのは、やっぱり実体ではなく媒体性だという形で議論が展開されていると思いますけれども、原自我というと自我を純粋化する方向、デカルト主義の徹底化ではないか、というふうに誤解される向きもあるかと思うんです。そのへんのことを敷衍して、付け加えていただけると、今後の議論の出発点になるかと思います。

谷　フッサールの中で原自我っていう言葉が出てきます、根源的な自我ですね。あるいはもっと早い時期だと、純粋自我という言葉もあって、純粋自我というのは自我の持つ自我性を純粋にしたみたいな感じのものですね。

その時の出発点として、自我をデカルト的な自我だというふうに考えていくと、純粋「実体」みたいなものを考えてしまうことになりますが、多分それはフッサールの考えていたことではない、と私は思っています。問題の場面は、通常の西洋語の人称的な自我ではないし、それの純粋形態でもない、ということです。他方、木村先生の「自己」を西洋語に訳す時にも、西洋語では「自我」と訳されてしまう。そこに言語的な差異があるとしたら、西洋人たちが「自我」と呼んでいるところのものを、それとは違う日本語でわれわれが「自己」とか、もっといいかなと個人的に思うのは「おのれ」ですけども——これは坂部先生の話にも関わってくるので、野家さんにもいろいろうかがわなければいけないところではあるんですが――その「おのれ」という言葉で言うような、そういうものを含むところにまで引っ張ってくることができる。この「自己」「おのれ」にある程度まで重なるのが、通常の西洋語の自我を変形させた原自我だと思うのです。

しかもまた、この場面には「おのれ」というのが「自（おの）ずと」とか「自（おの）ずから」というような言葉が示すものが関わってくる。あるいは、「自（おの）ずと」「自（おの）ずから」っていうのが、いわゆる自我が関与せずに自然に動いてきてしまうという自然の動きとしてのある種の動詞性を表すということがある。それから木村先生のいろんな議論の中に、「自（みずか）ら」……

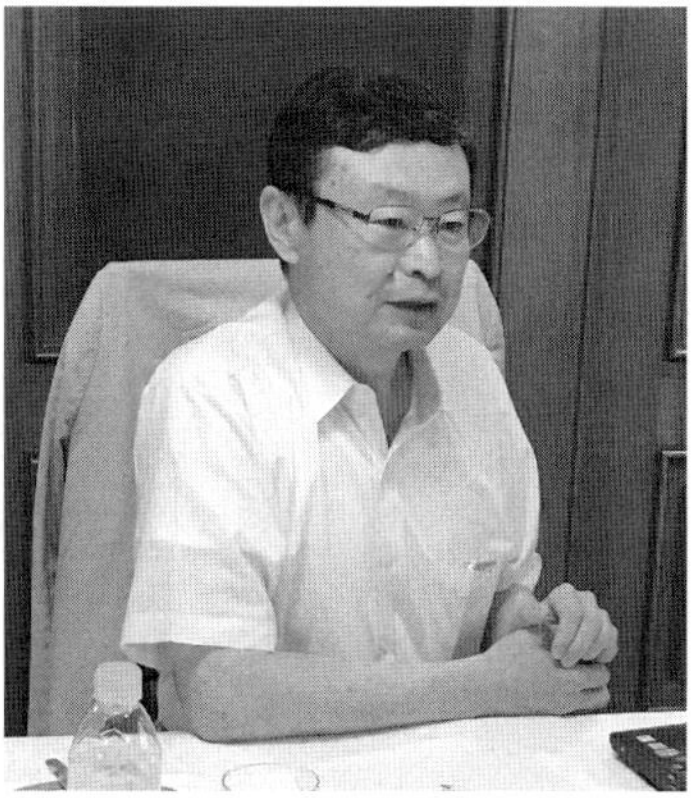

谷徹氏

野家　同じ「自」という文字で表現しながら、「おのずから」と「みずから」という、読み方に差異がありますね。丸山眞男流に言えば「自然」と「作為」でしょうか。おのずから「成る」という中動態と、みずから「為す」という能動態との違いですね。

谷　はい、まさにそれです。「自（おの）ずから」から「自（みずか）ら」への差異と移行です。これ、ある意味では同義語ではあるんですけど、「自ら」っていうのは、木村先生のある論文の中では、副詞だ、というふうに言われているところがありまして、これ、考えてみると、非常におもしろいんですね。というのは、副詞というのは adverb です。adverb っていうのは、verb に ad してくる、verb にくっついてくるわけです。そういう、動詞にくっついてくるような仕方で、自我、私、というよりむしろ、おのれ、自己というものを考えていくっていう、そういう可能性があるわけです。

　こうしたことが果たしてうまく西洋語に直せるかどうかというのは大変問題なんですが、しかし、われわれの日本語的な言語活動の中では多分それは共有できる話であろう、と思われます。これはまた、さっきの三番目の問題、この議論そのものの日本語という言語の問題とつながっていると思うんですね――これは、西洋語では語れないということではないのですが、日本語ではより顕著にあらわれてきてしまう。そういう場面がどうも切り開かれているような気がしています。

コギトの両義性

野家　はい。いま、大変いい問題提起をしていただきましたが、突っ込んだ議論はまた後でしていただくとして、精神病理学の方から、内海さんに人称、人格、そのへんの言葉の問題からお願いしたいと思います。
内海　今しがた谷さんから、デカルト的な自我というものが、一種の純粋実体であり、不易なものであるという指摘がありました。たしかにデカルト自身は、疑いを差し挟むことのできない確実なものを強く求めていたと思います。その背景には、『方法序説』に記されているように、彼の Leben（生）が、つねに懐疑につきまとわれていたということがあります。デカルトはその「生きた懐疑」とでもいうべきものを逆用して、「方法的懐疑」という Denken（思惟）に転化させました。具体的には『省察』に示されているように、懐疑を差し挟んでも確実なものとして残るのは何かという手順を積み重ねて、より大きい否定性の試練にかけるというものです。
　この方法的懐疑の最終局面で登場するのが「悪霊」です。この悪霊は、理性のさなかに割って入ってくる。デカルトにとって数少ない確実性を与えてくれる数学的な知の中にさえ割り込んで狂わせる。そういう一種の狂気、究極の否定性として悪霊は描かれています。その後に出てくるのがコギトの確信です。この段階で、デカルトはそれを実詞化して考えてはいなかっただろうと思います。いったん成立した後には、それを基礎づけの根拠として実体化していったふしはありますが、この悪霊からコギトへ転化する局面は、木村先生の言葉を借りれば、「自己の自己性にかかわる病」としての統合失調症を先取りするものだったと思います。

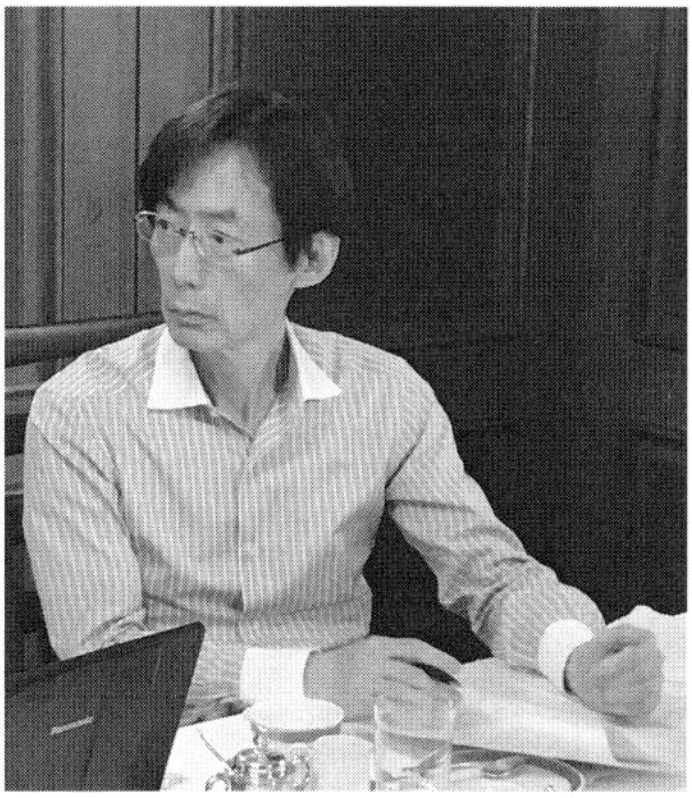

内海健氏

人称の話については、谷さんから三つの問題を提示していただいたので、私の方からも、のちの議論のために、一つだけ問題提起をしておきます。一般的に「人称」というと、われわれは、学校の国語や文法の授業で習う「一人称」、「二人称」、「三人称」といった分類をまずはイメージします。要するに、すでに出来上がった、言い換えるなら実詞化されたものを人称とみなしています。そして実際、人称はわれわれの経験を強く構造化するものです。それをもう少し動かしてみたい。人称が使用される現場、さらには生成してくる場面にさかのぼって考えてみたいというのが、この二回のシンポジウムに臨む際に、私の問題意識としてありました。たとえば、単純に、もし発生の順序をつけるとしたら、一人称、二人称、三人称はどういう順番かというような議論もできると思います。

少し話を先取りすることになりますけども、自閉症においては、人称というものが、ある意味、私たちが学校で文法を習うかのごとく実装されるというところがあります。定型発達した者にとっては経験の中にすでに織り込み済みであり、習得する時には、実際のやりとりの中で、人称を身につけていきます。自閉症では、そういうプロセスがスキップされ、改めて学ぶという形で学習されていきます。言語によって経験が構造化されるのではなく、人称というものを学びながら、世界を命題的に整理していくというところがあります。

小児自閉症では「エコラリア」と呼ばれる症状が頻繁に起こります。エコラリアというのはオウム返しのことですが、代表的な例をあげると、お母さんが子どもに、「クッキー欲しいの?」ってきくと、同じような語尾を上げたイントネーションで、「クッキー欲しいの?」と返答する。その子にとって、それは「クッキーが欲しい」という意味なんです。応答という反転がなかなかきかない。「あなた」と呼ばれても振り向かなかったり、「あなたは何やってるの?」とたずねても、「何々しています」っていうふうには答えられなかったりする。あるいは「あなたは何々しています」と応える。ちょっと極端な例と思われるかもしれませんが、実際にはこうしたことが起こりえます。こうした反転の困難は自閉症の重要な特性であり、人称についての何か非常に重要な問題と関わっているように思います。

野家　ありがとうございました。それぞれ重要な問題提起をいただきました。

お二人とも最初にデカルト主義、デカルトの自我概念の方から始められて、谷さんはデカルトによって自我というものが、実体化されたことを前提とした上で、フッサールによる「原自我」並びに木村先生の「副詞化」によってそれが越えられたという方向で整理されました。ところが、内海さんの方は、悪霊の例なんかを見ると、必ずしも、まだデカルトの方法的懐疑の段階では実詞化、コギトというのは実体化されていなかったのではないか、というふうに話を展開されました。そのへんから入っていきたいと思います。

デカルトの『方法序説』では、最初にbon sensというのは万人に公平に分け与えられているものだとして、その数行後に、そのbon sensをraison（理性）というふうに言い換えますね。そこからコギトの話へとだんだん移っていくわけですが、bon sensとか理性というのは、もちろん「コギト」の成立以前なわけですが、人称を持ってないんでしょうか？

コギトの場合は明らかにラテン語の活用形としてego cogitoですから、一人称単数としての人称を持っているわけですが、その前の万人に公平に分け与えられているbon sens、あるいはそれを言い換えたraisonという場合には、それは非人称なのか、それとも人称成立以前の前人称的なものなのか。前からぼくは気になっていたものですから。そのへんのお話も聞かせていただけるとありがたいと思います。

もう一つは、デカルトのコギトに付随して、ミシェル・フーコーが『狂気の歴史』とか、『臨床医学の誕生』の中で、モンテーニュあたりまではまだ狂気というものが、この世の中に日常的に存在するもの、ある意味ではわれわれの理性的な存在と並存するものと考えられていた。ところが、デカルトあたりを境にして、狂気というものが理性から区別されて、もっと社会的な事柄になる。つまり日常的な施療院から近代的な病院という隔離された施設に狂気が閉じ込められてしまった、という議論をしています。つまり一七世紀に理性の成立に関わる何事かが起こったのだ、という言い方をフーコーはしていますけれども、その中で、理性とコギトと狂気とがどうつながりどう切り離されたのか、そのあたりの三角関係を敷衍していただけると、ありがたいと思います。

谷　内海さんが言われた、デカルトのコギトは、まだ十分に実詞化されて、実詞として捉えられていなかったっていうのは、これは実はそうだと思うんですね。つまり、デカルト自身が自我は実体だと言っている限り無視できませんから、それを承けて、先ほど、デカルトの自我は実体化されているんだと言いましたけれども、もし誰かが先にそれを言ったら、そうではなかったという側面もあるよ、ということを私の方から言おうかと思っていたぐらいで（笑）、つまり、どちらの側面もあると思うんですね。さしあたり悪霊の話ではないのですが、特に、木村先生もよく引用される、「わたしは思考する」（cogito）の cogitare は実は videre videor（わたしには自分が見ているように思われる）だとデカルトは言う。あれはもう、実体性を強く示す名詞ではなく、動詞のかたちですよね。videre videor というのは、動詞の機能をできるだけ直接に言い表したようなものになっています。

それともう一つ、デカルトの中で、これは『省察』の方だったと思いますけど、夢から目覚めて、先ほどまで現実だと、存在していると思っていたものが存在していなかった。そこで彼はあわてふためくわけですね。上に浮かび上がろうとしてもだめ、下に足をつけようとしてもだめ。こういう動きを示すわけです。これは dubitatio、疑い・懐疑ですけれども、dubitatio というのは deux、double、two などと同じ語根から来ている言葉で、要するに二つの可能性が出てきてしまって、つまり上に上がっていこうとする、あるいは下に下がっていこうとする、この二つが、どちらとも決められなくなってしまう。揺れ動いて動揺し、一つにならない、分離・分裂の運動が生じてしまっている、これが dubitatio、疑い・懐疑っていうことなんですね。

一つに決められないからこそ、デカルトは不安に陥って——この不安という要素が非常に重要だと思うんですけど——不安に陥って、それで一つに決めたい。つまり二から一へって動きがデカルトの中に非常に強く感じられるわけです。二が出てくると可能な限り一の方向に向かおうとする。

そして、コギトに関してもどこかで——誰かに対する返答だったと思いますけども——デカルトは「考える」という能力のことを言っているのではなくて、考えるもの、のことを言ったんだ、というふうに議論を展開している。その意味では、デカルトの中に、先ほども述べたように名詞的・実体的な側面があるけれども、しかし動詞的な側面もやっぱりあると思います。しかも自分自身がそこに巻き込まれてしまっている、そして、懐疑の動きの中にも巻き込まれてしまっている。そして、内海さんの洞察を今思い出せないので少し異なるかと思いますが、このなかでさらに、一致（二）としての真理を壊す悪霊の発想さえも頭をもたげてくる。そこで、それを回避する方法が重要になる。これは先ほどの内海さんの言葉でいえば、生の中での懐疑、生きている中で生まれる懐疑を方法にまで持っていくことですが、ここには、私の見るところ、一に向かう側面が非常によくあらわれている。それが方法として確立されて、それがどういうところまでいってしまったかというと、やはり最終的には、内部に二（分離・分裂）をもたない一なる実体の方向へ向かったんだと、いうふうに私は解釈をしています。それが非常に面白いところなんだと思うんですね。

logos から verbum と ratio の分離へ

谷　それからもう一つ。野家さんの言われた raison ですけど、これはいったい何なのか。非人称なのか。もちろん文法的には――西洋では文法っていうのはけっこう重要な役割を果たしていて、必ず一覧表に書けるような、一覧表っていうのはフーコーなんかもよくいうところでありますけれども――一覧表を作るというような仕方で整備されていくというのがあります。他方で、もう一つだけ、これは坂部先生が指摘されているんですけれども、この raison 理性というのは、ratio って言葉の系列に属する言葉ですよね。ratio というのは、哲学的にはもともと logos から来ている。logos が、特に哲学的に重要なアウグスティヌスの中では、大文字だったり小文字だったりしますが、verbum が用いられている。ratio じゃなくて verbum です。verbum、「初めに言葉ありき」というふうに、キリスト教世界の中にその logos が捉えられた時に、その logos は verbum として捉えられた。verbum っていうのは、これは英語の verb の語源でもありますから、口頭で喋る言葉、verbal な言葉でもあり、かつ動詞でもある。ratio に比べてそういう、ある種の動きというのか、そういうものを持った言葉だった。

では、デカルトの時代までできた時の ratio とは、つまり raison とはいったい何であったか。一方 verbum の中で——「アーメン」とも関わりますが——イエス・キリストが「私はあなた方に言っておく」というものを例にとると、私とあなたという形式が非常に重要です。これは、個人的な印象ですけども、命令文的な傾向を持つものだと思うんですね。根源は神の命令です。それが失われていくことになると、どうなっていくか。verbum では、対話相手、つまり二人称に向かって語る。あるいは、そもそも三位一体では神が第一の位格で、イエス・キリスト自身が第二の位格ですので、一人称と二人称っていうのが非常に重要であったはずなのですが、それが ratio というふうに訳されていった時に、どちらかといったら数学系の rational な言語になっていく。そうすると、野家さんがおそらく言われようとしたことと関わりますが、そこに人称性が失われていくという側面があるような気がします。人称性が失われていくということと、それから先ほどの実詞化していく、名詞になっていく、という方向は結びついているような気がします。

でもそれは、もともと人間が単に名詞的なものであったならば、それでいいんでしょうけども、たぶんどうもそうではない側面があって、それをむしろ名詞によって覆い隠している、あるいはそれに対して上からかたちを無理につけていく。ratio はそういう機能を持っているような気がします。したがって、ratio の問題っていうのは、verbum の持っていた、一人称・二人称の不可分な相互関係性、これを失わせしめている。そういう感じが個人的にはします。

野家　そうですね。もともと、logos は非常に広い意味のひろがりというか、宇宙の秩序や人間の理性をはじめ、言葉や比例まで、さまざまなインプリケーションを持っていたんですが——logosをratioとラテン語に訳したのは確か、ボエチウスでしたかね——その過程で、ratioは後にrational、谷さんが言われたように合理的という意味になりますので、logosの持っていたさまざまな含蓄や可能性が切り捨てられる。ウルガタ訳の新約聖書ヨハネ伝では“In principo erat verbum.”というように、logosをratioではなくverbumと訳していますけれども、ratioとverbumが拮抗する過程で失われたものや変質したもの、その中にもしかすると理性の対立概念である、狂気とかそういったものも含まれていたのかな、という印象を受けました。

内海　ミシェル・フーコーの話が出ましたけれども、彼は『狂気の歴史』の冒頭で、古典主義時代に理性と狂気が分かたれ、狂気の閉じ込めが行われたと告発しました。それに対しては、ジャック・デリダの有名な批判がありますが、そこでのデリダの議論は、半ば正しく、半ば間違っていると私は思います。彼の論旨を簡単にまとめると、フーコーの言う分割は、ある時期、忽然と起こったわけではなく、現前の形而上学の優位として古代から綿々と受け継がれてきたものであるということ、しかしこうしたヒエラルキーは、つねにすでにエクリチュールに汚染されたものだということです。このシャープな議論は、内在的に読むなら、抗いがたいものがあるのですが、他方で、精神医学史的にみれば、古典主義時代に理性と狂気の関係に大きな変化が萌したことは事実だと思います。それ以前まで棲み分けていた理性と狂気が、排除され囲い込まれるというのは、その後、近代の幕開けとともに、精神医学が確立されることによって、明白な形をとるようになります。

ただし、フーコーのデカルトに対する批判は的はずれです。彼がデカルトは夢ほどにも狂気を重視しなかったと指摘している『省察』の一節では、セルバンテスの「ドン・キホーテ」やボッシュの絵を連想させるような古色蒼然たる狂気が引き合いに出されていて、デカルト自身の論述もごくわずかです。しかも「そんなことといったら、私は狂人と思われてしまうだろう」と言いながら、通りがかりにふれられているに過ぎない。なんとなくフーコーの指摘は、言いがかりのような、とってつけたようなところがあります。

デカルトは狂気を排除するどころか、悪霊という新しいタイプの狂気を正面から論じている。それは理性のさなかの狂気とでもいうべきものです。先ほど谷さんから dubitatio が double（二）から来ているという指摘がありましたが、この「二」を前にしたまどいというものが、コギトそのものだと、デカルトは気づいたのだろうと思います。だから「疑っているこの自分だけは疑いえない」というフレーズには、コギトを導く単なるレトリック以上のものがあります。そしてコギトが成り立つのは、私が考えているあいだだけであるともいいます。つまり「二」の前で立ち止まっているのが自己であるということです。自己とは、ある意味でつまづき、あるいはまどいであり、世界の中に刻まれた一種の失敗のようなものです。この「二」は確かに苦しいものですが、反面、二が一になることの危険をデカルトはどこかで嗅ぎ取っている。一になるその瞬間、悪霊が到来し、全体狂気に連れ去られる恐怖が立ち現れます。

この一になる不安は、カントにもあります。坂部恵先生には、理性（ratio）と悟性（intellectus）の関係をめぐる哲学史的な論考がいくつもありますが、それを参考にすると、両者の位階は近代の前に入れ替わることになります。ratio というのは、語源的に比率のことを指すもので、そこには動きがあります。たとえばそれは、未知のもの X を、A:B = C:X のかたちで計算する。論理的な操作であり、時間の中で展開される。それに対して、intellectus は神の知性であり、時間を要さない永遠の真理といえるのではないでしょうか。

それゆえ、intellectus と ratio の両者の関係はというと、当然、intellectus の方が上位にあった。それをひっくり返したのがカントということになります。『純粋理性批判』を出すまでの一七八〇年代の沈黙の一〇年が、この一種のクーデターの準備期間ではなかったかと思います。当時のキリスト教の世界では、この転倒の試みは、相当危ないことだったはずです。

野家　いま言われた intellectus と ratio の位階逆転の問題ですね、大変面白いと思いました。たしかに intellectus はギリシア語のヌース (nous) に遡りますので、神的直観に近いもので、認識に時間は要しません。それに対してカントは、有限の人間に知的直観は不可能だとして intellectus の平価切り下げを行ったわけです。ただ、内海さんは比率としてのロゴスを、論理操作は時間の中で展開されるものだと特徴づけましたが、比率は幾何学つまり図形で表現できるわけですね。その点ではロゴスにおいて時間は本質的な役割を果たしていない。それに対して時間が不可欠の契機をなすのは運動論（物理学）においてですが、そこでは幾何学ではなく微積分学が必要になります。坂部先生は微積分学の創始者ライプニッツをガダマーの言う「ヴェルブム・メタフィジーク」の後継者と見なしています。つまり「バロック的なライプニッツの哲学は、力を本源的と見、そこから万象の生成を考える（ライプニッツにとっての微積分演算はこの生成をミニマムのレベルからシミュレートする方法です）」（坂部恵『モデルニテ・バロック』二〇〇五）というわけです。たしかにカントの理性 (ratio) による知性（悟性、intellectus) を追い落とすクーデターはヨーロッパ哲学史上の大事件でしたが、カントが依拠したのはあくまでもラチオとしてのロゴスで、それに対してライプニッツはヴェルブムの地下水脈を引き継いだ、というのが坂部先生の解釈です。「ライプニッツは千年単位の哲学者、カントは百年単位の哲学者」という坂部先生の口癖もそんなところに由来しているのかもしれません。余計な口をはさみましたが、内海さんのカント論を続けてください。

内海　なるほど、坂部先生にはライプニッツのことが念頭にあったのですね。確かにratioが幾何学的なロゴスだとすれば、スタティックなものかもしれません。ただ、ユークリッドという原点にさかのぼれば、幾何学の対象はコンパスと目盛のない定規だけを使って実現可能なものに限られるわけで、そこには作図というオペレーションが差し挟まれています。しかもそれは彼らの恐れていた$\sqrt{2}$のような無理数、つまりはratioならざるものをいとも簡単に存在させてしまうことになります。

ところでカントの理性も、デカルトの場合と同様、狂気を内包しています。というのも、彼の理性は限界を突破したがるからです。それは神、自己、世界といった仮象を作り上げる。一種の妄想のようなものですが、これらは経験を束ねる統整的なものとして位置づけられ、その場を確保される。ただ、理性が暴走すると狂気になるのであり、これをカントはWahnwitzという病として分類しています。

ただ、なんといってもカントが扱いかねたのは自由です。カントの自由は狂気に近いものです。なぜなら、自由とは完全なオートノミーであり、いかなるものにも依存しない。それゆえもしそれが現象するなら、それ自体で始めることであり、無動機の行為になる。だから彼はそれを叡智界のみに割り当て、現象しないものとするという弥縫策を取らざるをえなかった。世界を二つに分けて回避した。妄想ですら、自由というものを語れない。ある意味、カントの哲学は自由によってひび割れているわけです。

非人称としてのボン・サンス

谷　これはまったく個人的な意見なんですけど、カントの自由というのは、縮めていえば自己立法ですよね。自分で法をつくっていいけれども、自分の立法した法には服従する、と。それゆえ、われわれは実践理性の王国において、元首ではなくて臣民である、というようなことを言うんですよね。つまり、自分で立法できるという点では立法者としての成員であり、その点では元首的でありながら、同時にそれに服従するという点で臣民になってしまう。要するにカントの自由は極端が二つくっついたような自由だと思います。これは、やはり、先ほどのデカルトの中から持ってきた、二つのものを一つにするという、その一つに向かっていく傾向が非常に強く出る。でも、二つのものを強引に一つにしているので、そこの間にはどうにもならない裂け目みたいなのが残るような気がするんですね。

内海　自己立法というとてつもないものを手にしてしまった人間にとってみたら、そこで狂わないための仕掛けみたいなものが必要になります。デカルトにおいては、仮の道徳がそうした仕掛けとして機能していました。臣民という自分の位置づけにもそういう意味があるのかもしれない。

谷　なるほど。また先に言われてしまいましたが、カントの場合には、デカルト的なある種の仮の道徳みたいな感じだったものが、絶対道徳になりますからね。もう、これは逃れられないという感じになる。

内海　自由が絶対的自発性だとすれば、それ自体以外の動機をもたないものです。カントはそれを定言命法で収束させようとしましたが、谷さんのいうように絶対道徳に委ねることであり、実は自律から他律へ反転する危険がさしはさまれています。臨床的には、拒食症の人が、はじめは食事のコントロールによって自律性を獲得するのもつかのま、次第に食事へのとらわれが強くなり、どうにも自分では制御できない状態に陥っていくという現象にも通じます。この場合、食事のコントロールには、スリムな容姿になりたいといったような動機があるようにみえますが、それだけでは説明がつかない。拒食それ自体を欲望しているようなところがあります。

野家　カントの場合、確かに道徳法則はオートノミーというか自己立法なのだけれども、『実践理性批判』の結語に、感嘆と畏敬とをもって心を充たすものに「わが上なる星しげき空とわが内なる道徳法則」がある、という言葉がありますが、そのあとに動物性と対比される「人格性」という概念が出てきます。「この人格性において道徳法則は動物性から、さらには全感性界からさえ独立ないのちを私に開示する」（坂部恵訳）というわけです。このような動物性とは違う人格性はやはり神から与えられたものでしょうね。だから、人間のもつ自由意志というのが、第三アンチノミーに、つまり世界創造みたいな場面へつながっていくわけです。結局カントは現象界と叡智界を分けるというような苦肉の策で、その二重性を克服しようとしたわけですが、最終解決からはほど遠い。それは未だに決着がついてなくて、デイヴィドソンですら、カントの方式で心身問題を解消しようとしているぐらい、自由の問題は連綿と続いているんですね。

そういう理性と自由のあり方というのが、単なる自己立法だけでは尽くせない、というか。まさに元首と臣民の二重性みたいなものに絶えずつきまとわれていて、自分の内面だけでは解決できないというか、そういう面がある。そこのところが、いかに脳科学が発達しても、心脳問題と形は変わりましたが、内面と外面のつながりというのがうまく解けない問題として残っている。そんな気がしているのですけれども。

野家　ええ、そうですね。

内海　先ほどのbon sensの問題ともつながりますね。

内海　『方法序説』の冒頭に出てくる「ボン・サンスは万人に共有されている」という一節は、むかし読んだ時には、何か取ってつけたように感じたのですけども、もしかしたらそうした彼自身の不安とも関連しているのかもしれません。

野家　だから、確か究極的な拠り所を求めずにはおられない心情を、バーンスタインが「デカルト的不安」というふうに呼んだことがありますね。

谷　あれは当たっている気がしますね。

野家　ええ。ただ、bon sensは、要するに『方法序説』の冒頭では、それは万人に平等に分け与えられているという、うまいレトリックを使っている。なぜなら、金がないとか家がないと不平をいう人は幾らでもいるが、だれも自分は bon sens がないとか、少ないというふうに文句はいわない（笑）。ただそれは、ある意味では非人称として捉えることができるかもしれない。つまり、bon sens を有する主体というのは一人称とか二人称ではなくて、誰でもが持っているものという意味では「良心」のあり方に似ている。ハイデガーのいわゆる「良心の呼び声」――あれは非人称で、「それ、es」が呼びかけるとハイデガーは言うわけですね――だからもしかすると、その「良心の呼び声」というのは、ソクラテスの「ダイモニオンのお告げ」からずっと、西洋哲学を一貫して貫いている非人称の無意識のような感じですね。だから、もしハイデガーのそのes からの呼びかけが「良心の呼び声」だというのを「良識の呼び声」にまで拡張していくと、デカルトのbon sens もそういう非人称の、コギト以前というか、コギトになる前の意識水準を bon sens と呼んだともいえる。とすれば、それはまさに「私」という一人称に、コギトになる以前の、われわれ誰もが共有している、共通感覚とまでは言わないけども、共通の基盤としてその bon sens があると考えると、その後の哲学の展開もおもしろいことになってくるのかな、といまお話を聞きながら思いました。

谷　でも、その場合おそらく、前人称と非人称というのを分けた方がよろしいのではないでしょうか。つまり、数学化していく ratio、レイシオ。これは多分、三人称に近い意味での非人称だと思うんですけど。いま、野家さんが言われたような「良心の呼び声」というような、ハイデガーのもうちょっと後の方の言葉で言うと、vernehmen する、存在の呼び声を聞くみたいな、そっちの話におそらくつながっていく系列があって。vernehmen っていうのは、これがドイツ語の Vernunft 理性の語源だと思います。

野家　なるほど、そうですね。

谷　vernehmen にまで引っぱりこまれた Vernunft、そこにまで引き戻された Vernunft っていうのは、むしろ人称に先立ってしまっている仕方でわれわれに聞こえてくる。言葉じゃないんですけど、言葉の先行形態。したがって、いまの野家さんの話からすると、理性化されてしまった後に出てくる、あるいは学校文法みたいなかたちで整理されてしまった後に出てくる三人称の延長上における非人称。他方、いまここで問題にされているのは、そうした学校的なものが出てくるその手前のところでわれわれにとって何かある意味で聞こえてくる、vernehmenする、聴取することができる、そういう次元です。この二つの関係は非常に重要だと思いますね。時々ひっくり返りを起こすような、そういう関係だと思う。ちょっとそこは注意しながら考える方がいいんじゃないかな、と。

野家　いまの人称の問題と絡めると、さきほどの内海さんの話にもつながりますが、どういう展開になるでしょうか？

内海　デカルトの場合だと、いま谷さんが言われた数学化していくratioということですね。数学だけは確実性を与えてくれるものだったという場合、それは自分だけにとっての確実性ではありえない。単に自分の思い込みかもしれない。どこか普遍に通じる回路があるというか、自分を超えた正しさを与えてくれる次元、そこから確実性が到来する次元が開かれる。問題は、そこに自分が参与し得るかどうかです。数学的な、あるいは科学的な世界の中に、果たして自分はいるのかということ、その不可能性とコギトが、ある意味ペアになっています。どうしようもなく動かしがたいものと、この私の偶有性という先鋭な対立が彼の中で生まれたのだと思います。

野家　そうですね。だから、そういう面からいうと、デカルトの物心分離というのも、基本的には三人称のロゴス（ratio）と一人称のロゴス（verbum）の分離といってもいいかもしれません。物体の世界というか、彼はそれを機械になぞらえるわけですが、それは純粋に三人称で記述できる世界、つまり数量化可能な一次性質だけで記述できる世界で、そこからは感覚的なもの、二次性質は全部排除されるし、喜怒哀楽のような心的な述語も全部排除される。それらは一人称の方に全部押しつけられて、この外部世界 external world は完全に一次性質だけの数量的なものになる。フッサールの言う「自然の数学化」ですね。もともと ratio、遡れば logos というのは、数学的な比例関係ですので、自然科学の記述の中には「私」という一人称は出てこない。もちろん二人称も出てこない。ぼくは前、物理をやっていた時に、論文には「私はこう思う」と書いてはいけない（笑）ということを厳しく言われた。精神病理学でもそうかもしれませんが。

内海　まあ、なるべく書かないようにしますけれども。査読者の不興をかわないためにも。

谷　われわれは平気で書きますよね（笑）。

野家　だから三人称と一人称の分裂、それで三人称的に記述できる Vorhandensein、客体的世界がある種の排除の論理によって成立した、というか。その名残りが未だにわれわれの中にも自然科学と人文社会科学の見方の違いや、理系と文系の区別みたいなかたちで残っているという言い方もできますね。

谷　でも、木村先生の精神病理学は一人称の精神病理学ですね。ですから、「私は思う」というのを木村先生は我慢しておられない（笑）。

内海　いま物質的な世界を三人称といわれましたが、果たしてそう言い切って言っていいかどうか。

野家　ああ、その問題もありますね。

谷　二人称というか。

内海　ええ、三人称と言っていいかどうかというのがちょっと微妙ではありますね。

谷　バンヴェニストなんかは、ご存じでしょうけど、一人称と二人称だけが人称だ、と。三人称は人称ではない、と言う。

野家　そうすると、物質的世界は無人称ということになりますか。

谷　ええ。そもそも、人称の部分に否定形をつける、と。~~人~~称っていうことですね。お遊び的な表現ですが。

世界の習慣としての因果性

野家　だからいま、脳科学なんかで、もういっぺん心や意識の問題が主題化されているわけですが、脳科学でいま扱っているのは、たとえば脳のＣＴ画像と心的状態との対応関係ですよね。因果関係ではなくて。デカルトやガリレオによって近代科学が定式化された時に、因果関係というのは要するに、物質世界の内部で完結するものだと考えられていた。だから心身因果は法則としては認められていなかったわけです。それで、もういっぺん脳科学では心身因果をどうにかして復活させようという動きが出てくるわけですが、いったん二次性質や心的述語を方法的に切り捨てた後でもう一度それを取り戻そうとしているのが、現在の脳科学や生命科学ですね。その意味ではもう、三人称というか無人称だけでは外部世界が完結しなくなっている、のが現代の状況かもしれません。

谷　まあ、意識のハードプロブレムっていうのが出てきて以降、少なくとも数学的というか三人称的な議論だけでは哲学的問題は扱えなくなってしまうというか、人間のいちばんポイントになっているところが欠落してしまうっていうことなんでしょうね。

野家　それが多分いちばんcrucialなかたちであらわれているのが精神医学。一方で精神薬理学みたいな分野がありますよね。もう一方では精神病理学が、対面的な面接を方法として、パーソナルヒストリーという側面を掘り下げる。そちらの方を重視する側と脳のメカニズムだけで精神疾患というのは緩解できるっていう考え方と。その辺がいま、せめぎあっているのかな、と外から見ていると思えるのですが。

内海　その対立は一九世紀からずっとあるのですが、いまはどっちかというと、脳科学一辺倒のような状況になってきている。脳科学の最大の発明は、「脳」という言葉をノンシャランと使うようになったことです。多くの臨床家が、データであるとか、エビデンスであるとか、脳という言葉を使われた途端に思考停止に陥る（笑）。こういった無人称によって支配されている情けない状況があるわけです。それは何とかしなければいけないとは思っていますけれども。

因果性の話で、因果は物の内部で完結するものであるというデカルトの見解が示されましたが、それに対して、ジャック・ラカンは「心的因果性」という言葉を使っています。科学哲学の専門家である野家さんの前でいうのもどうかと思うのですが、いったい物理法則は因果法則なのだろうかとつねづね疑問に感じます。われわれは「何々が起こったから、こうなった」などという。でも物質の世界にはそんな説明などいらないはずです。ただ事象が継起するだけにすぎない。うまくいけば、法則性が見出されますが、その法則にしても、時間に関しては未来という方向性はなく、逆流してもかまわない。そうすると、因果というのはむしろ心的なものと考えてもおかしくないのではないか。われわれの心にビルトインされたものではないのだろうかと思うのです。

たとえば、乳児が空腹で泣いているとします。お母さんはそれを聞きつけて授乳する。乳を口に含んだ乳児は泣きやむ。この人間のいとなみの原初的光景に、因果の萌芽が含まれています。この場合、乳児は、初めから自分が空腹だとはわかっていない。何やら不快な感覚が生じて泣いています。そこに母の授乳という行為があって、不快な感覚が治まり、満足がもたらされる。そのことによって、乳児は初めて「ああ、僕はおなかがすいていたんだ」とわかることになります。まあ、乳児には「空腹」という概念はありませんが、こうした他者の関与があって、単なる生理的な事象の移り行きが因果関係になる。それも因から果ではなく、果が与えられて因を理解するという形でもたらされます。だから、因果というのは事後的に成立したカテゴリーではないかと。

野家　後知恵にすぎない、という。

内海　ええ。母親の中には子どもの状態について、因果的直観ないし推論がありますが、乳児にはありません。因と果の間には他者の痕跡が必ず入るんじゃないか、というふうに考えています。

野家　そうですね。因果関係というのはわれわれ、自然界には因果の糸が張り巡らされて機械的に動いているような印象を持っていますけれども、もともと因果というのは仏教用語でしょう。あとは英語でもcauseというのは、何かを引き起こす力で、だからふつう、causal powerと言います。何か目に見えない力がそこに働いている、という印象を受けるんですけど、マッハなんかは因果関係というのは一種の迷信で、自然科学の記述には不要だと言っている。それを引き継いだのがバートランド・ラッセルで、彼は二〇世紀の初めに、「因果概念不要論」というのを唱えていて、要するにわれわれは原因と結果というのははっきりと分かれているように考えるけれども、実際にはたとえば林檎が木から落ちるといっても、どこが原因でどこが結果か、どこを切ってもそれは同じことなのだと。つまり、あるのは法則的な「関係」だけだと。だから、実体的にcausal powerみたいなものがあるのではなくて、そこにあるのは物体と物体の間の関係だけで、もっと露骨に言ってしまえば微分方程式があるだけで、どこを原因、どこを結果と解釈してもかまわないんだ、ということを言っています。

だから、cause-effectという対概念は、一種のわれわれの自然界を見る時の枠組みというか、こちら側で押しつけた、まさにカントの言う認識形式、カテゴリーですね。いま内海さんが言われたように、因果概念は実体としてあるものではなくて、因も果もわれわれの後知恵にすぎない、とも言える。結局われわれが原因とか結果を問題にする――たとえば火事が起こった時に、煙草の火の不始末が原因であるとか、ガス漏れが原因であるとか――のは、人間の行為や責任を問題にしているわけです。

だから、結局のところ、何を原因、何を結果とアイデンティファイするかというのは、人間的な関心に基づいて特定するわけで、その意味で自然界には因果はない。人間界が関わって初めて因果という概念が生まれる、という考え方も可能だと思います。

内海　野家さん自身はいかがですか？

野家　いや、ぼくもラッセルの論文を読んだ時にまさにそうだと思いました。少なくとも物理学の中に、いろんな自然法則はあるけれども、別にそれは「因果法則」と呼ばなくてもいいし、原因と結果という概念を取り除いても、物理学の記述自体には何の問題も起こらないんですね。ですからぼくは「因果」は科学的概念ではなく、むしろ生活世界のカテゴリーだと考え、それを「物語り的因果性」と呼んだことがあります。

内海　先ほどの話で、一つ言い落としたのですが、母親が関与して初めて原因がわかるとすれば、われわれの心の中には、自分以外の誰かがあらかじめ原因を知っている——そういう基本設定が埋め込まれていることになります。だから、われわれは何かあった時に、これには原因があるはずだとすぐに考えたがります。それは日常生活にかぎらず、たとえば自然科学なら、最初の設定は神に求められ、統合失調症なら社会という不気味な次元が自分の秘密を知っているというふうになります。

野家　ギリシャ時代に嵐が起こると、ネプチューンの怒りだとか、雷が落ちるとゼウスの怒りだとか、そういうふうに何か責任をどこかに求めたいっていうことがありました。いまわれわれが原因—結果と言っているのも、結局はその名残りというか、それをマッハは迷信だ、と決めつけていますけれども。だから脳科学が心身因果の問題を解けないっていうのは、あれは「因果」と考えるかぎり絶対に解けない問題なわけです。

内海　そうです。そもそも因果という設定をした時点で間違っています。

谷　たとえばカントの場合だと、あれは論理学における推論の法則ですね。つまり、平たくいえば、if..., so...。あるいは if..., then... でもいいかと思いますが。こういうのが時間と結びつけられて、言語形式が感性の形式である時間に結びつけられる。そうすると、英語でいえば、when..., then...。純粋論理学的には時間は関係ないですね。If..., so...というふうに言った場合に、時間はまったく関係ないわけだけど、それが時間と結びつけられると、whenの「時」にこうこうになる、というようになる。こういう因果性が、アプリオリに決定されている、と。こういう強烈な議論を出したわけですね。しかし、それほど強い因果性――つまり、彼の場合は現象界に限るわけですけど、現象界はそういう因果性に決定されているという、それはあくまでも人間の方の見方というか、主観の認識装置の方にそういうのが備わっているという、そういう話になってくるわけですね。ところが、野家さんもよくご存じのように、フッサールなんかの場合は因果性っていうのは、世界のいわば習慣なんですね。習慣っていうのはわれわれ人間に関していう言葉ですよね。ところが世界の方にある種の習慣がある、という。そんな程度のものだというふうに議論を変更させていくところがありますよね。そうするとかなり緩やかな因果性とでもいうものが出てくる。多分そのぐらいなら認めてもいいんじゃないか。

またさらに思うのは、もう一つ理解の仕方という問題があって。これはもう一段階主観に関わることですけど。ニーチェがおもしろいことを言っていて、ギリシャ人たちは自分たちのこの人間の世界で起きることを理解するためには、神話の世界にこういうことが起こっているんだということと結びつけないと理解できなかった、ということを言っている。これはおもしろいですね。たとえばトロイア戦争が起こったのは何故か。ヘーラーとアプロディーテーとアテーナーの三女神ですよね。

野家　パリスの審判ですね。

谷　そうです。それを媒介にしないと、理解できないというやり方になってくるわけですね。そうするとこの理解の仕方そのものから因果的理解みたいなもの、それから物語的理解、そういう二つの理解が出てくる。野家さんももちろん物語的理解の……

野家　ええ、ぼくはだから、因果性というのは基本的に「物語り的因果性」だと言っているんですが、さっき論理学の話がちょっと出ましたけれども、ふつう論理学でいう「ならば」、「if P then Q」、あれはまったく無時間的なんですけれども、結局われわれは「ならば」という論理的条件法を時間的に考えざるをえない、因果的に考えざるをえない――「風が吹くならば桶屋が儲かる」という時間的なかたちで考えざるをえないので、真理表がいかにも奇妙に見えるわけです。基本的に論理的な推論には時間は関係ないので、条件法に時間を読み込むというのは誤りなのだけれども、どうしてもわれわれはそれから抜け出せない。そこの部分の理解がいつも、ぼくなんか論理学の授業をしていると、学生を納得させるのに困る（笑）というところがあります。

ただ、論理学の中に時間を全面的に持ち込んだのがヘーゲルの弁証法ということになるのかもしれません。そこのところで時間の問題が入ってくると、自然科学の法則はさっき内海さんが言われたように、時間に関しては対称的なんですね。つまり、基本的に時間は反転が可能なんだけども、唯一熱力学の第二法則だけは、時間に方向性があって逆には戻らない。だから、因果関係がヒュームの言うように、時間的前後関係を含むとすれば、自然科学の中で唯一接点があるのは熱力学の第二法則だけだという言い方もできる、とは言えますね。

内海　ちなみに、論理学の中に時間という動きを入れたのはヘーゲルだと思うといわれましたけれども、論理学の中に、その論理を思考している主体というものを入れこんだ論理学というのはあるのでしょうか。

野家　主体を入れこむということがどういうことか、をまず規定する必要がありますね。たとえば様相論理というのは、possible と necessary、つまり可能性と必然性を論理的なオペレーターの中に組み込みます。ですから意味論としては可能世界を導入する。それから、認識論理は知る（知識）と信じる（信念）というオペレーター、また義務論理は obligation をオペレーターとして導入します。あと、Temporal Logic というのは時制論理で、過去・現在・未来を表示する時制演算子を導入しますので、主体が関わっているといえば関わっている。ですからそれぞれのオペレーターの解釈の中に主体の関わりが込められている。

ただ、いったんそれが形式化されればあとはもう、自動的に論理計算ができるようになっているので、オペレーターの解釈の部分に主体が関わるということだろうと思います。だから本質的な意味で、推論過程に主体が関わるということではありません。ただ、ヘーゲルの弁証法の場合には、推論過程そのものの中に、ある意味で主体が関わっているところがあって、それとはちょっと区別する必要があるだろうとは思いますが。

内海　つまり谷さんのいう言語と主体の問題がからんでくるのですね。

野家　そうですね、そのあたりから言葉の問題の方へ少し入っていきましょうか。

他者をめぐって——自閉症と統合失調症

谷　言語の機能を二つ大きくわけて、そもそも言葉でないところのものを言葉にしていく、という時に何をやっているのか。一つには先ほど内海さんが言われたように、学校教育的な人称構造、文法構造みたいなものを、ある意味では無理矢理にでも押しつけていくということがある。もう一段階これを強烈にすると、純粋数学的なものを現実の方に押し付けてしまう。そうすると、本来、純粋論理的なものには時間がないのにそこに押しつけて、補助装置として時間というやつを入れる。それを非常にうまくやったのはある意味でカントですね。先ほど言った通り、図式というかたちで押しつけることに成功した。

でもそうすると、この世界全体が言ってみれば、それ以外の動きをなくしてしまう。それで、その残り半分を実践世界、叡智界の方に送るということで形をつけた。そうすると、せっかく一つになったかのように見えたものが、結局二つになる、と。しかも、ここで言うのは適切かどうかわからないのですが、野家さんが先ほど、「人格性」と絡めて「わが上なる星しげき空とわが内なる道徳法則」と言われました。要するにアストロノミーの自然法則と、オートノミーの道徳法則。あそこで、カントは考察が進むと感動せざるをえないものが二つあると言って。で、「わが上なる」「わが内なる」って言うんですね。そこで、「私」が出てくるんです。その直前まで大半の箇所で——文脈によって何度か「私」も出てくるとはいえ——「われわれ」って言っていたんですが。この時の「われわれ」っていうのは、誰にとっても、というニュアンスがあったと思いますが、だったら「われわれの上なる」「われわれの内なる」でよさそうなものなのに、あそこでは、「わが上なる über mir」「わが内なる in mir」なんですよね。その時に、一人称単数の——単数ってけっこう重要だと思うんですけど——、一人称であり、かつ単数であるような一者が、一方において自然法則の世界の中に属している、だけど、他方においては道徳法則の世界の中に属しているわけです。

そうすると、この、同じ「わが」というその言葉、同じ一つの言語であるところの「私」というその言葉の中に、この二つの役割、つまり経験世界で生きるというのと、叡智界の住人であるというのと、この二つが、一人の同一の人間の中に、つまり「私」という同一の人間の中にこの二つの役割が一として統一されてしまうわけです。これは、カント倫理学の重要なところだろう、というふうに個人的には思っています。このような仕方で言語使用された場合に、「一」なる人間の役割っていうのはあまりに重要すぎるぐらい重要なものになってしまう。解釈の過剰かもしれませんが、これが統合失調症の問題と、あるいは近代の理性と狂気の問題と非常に深く関わっているんじゃないか。おそらく、内海さんのこれまでの主張と考え合わせて、そういうところが見えてくるんではないか、という気がしています。

内海　図式的に言うなら、統合失調症の精神病理は、一者であることに内包されています。人が単独性あるいはオートノミーを追求すると、どこかで他者に明け渡されてしまうパラドクスです。その時、主体は他者の呼び声を聞くことになります。淵源をたどるなら、それは本来、主体を主体たらしめた力です。かつて私に呼びかけ、それに応答した声です。私は、この他者の呼びかけに振り向いた瞬間、私になります。それは、ふだんは隠蔽されていますが、時々、不意に呼びかけられたりすると賦活されます。あるいは、何か法に引っかかったりして尋問を受けたりすると、ちょっと統合失調症の世界に近くなります。尋問者の背後に、社会という他者を感じるのです。カフカの『審判』や『城』では、法によって召還されつつ、正体を現さない他者によって翻弄されていく主人公が描かれていますが、まさに統合失調症前夜を髣髴とさせるものです。姿を現さない他者が、私の内部にある、私自身にもわからない何かに呼びかけてくることになります。

こうした他者をめぐる精神病理に関して、自閉症と統合失調症はまったく対照的です。両者ともにオーティズム（自閉）という術語を共有しています。もともとオーティズムとは、オイゲン・ブロイラーが一九一一年に統合失調症をカテゴライズした際に、主要な精神病理として概念化したものですが、一九四三年にカナーが自閉症を最初に報告した時に、ブロイラーを援用して、オーティズムと命名しました。つまり小児の統合失調症だとしたのです。ところが、カナー自身、統合失調症と自閉症では、オーティズムのあり方が違うとはっきり指摘しています。統合失調症では、それは撤退（withdrawal）であり、自閉症では孤立（aloneness）だといいます。つまり、統合失調症は、他者が自分の内面をまなざし、問いかけてくる世界からひきこもっているのに対し、自閉症は他者にもともと不関であるということです。不関というのは、関心がないというのではなく、そもそも他者の存在というか、他者から自分に向けられる志向性に気づかないのです。呼びかけに対する応答するという形で主体がセットアップされない。だから先ほど言ったようなエコラリアといった現象が起きたりもします。言ってみるならば、向き合ってやりとりするのでなく、映画をみるように世界をみて、それについて語っているという感じでしょうか。

野家　それはさっきの、オウム返しということとも関係するところですね。オウム返しというのは他者の言葉をそのまま反復するわけですね。そうすると、その時には自他の区別がまだなかったのが、健常人の場合にはそこから自己というのが立ち上がってくるんだけれども、それが自他未分のまま立ち上がらない状況と考えてよいのでしょうか。

内海　そう考えていいと思います。ただ、エコラリアは、そうした病理の直接的な現れであると同時に、彼らなりに感じている他者の志向性に対する対処法という側面もあります。

谷　志向性って他者からの？

内海　他者から自分に向かってくる志向性ですね。たとえば視線は普通、あまり合わないのですが、時として強烈に感じて、パニックに陥ることがある。応答するのではなく崩壊する。ですから他者から言葉を向けられた際、そこに含まれる志向性を和らげるために、イントネーションも含めて、それを反復するというのが有効なのだろうと私は思います。

谷　まさに野家さんが言われたことと同じことを考えていまして、少なくとも当人にとっては汝からの志向性っていうふうにまだ呼べない場面での話だと思うんですよね。そこで、いわゆる「発達」障害の中での自閉症が問題になるわけで。その時それを――定型発達を前提した――「汝」という言葉で、「汝からの」

という言い方をした時には、やはり、それを前提にするわれわれの側からの過剰な思い入れがある。つまりそれは、そもそも汝というものが成立してなきゃいけない、みたいなところがどこかあるわけだけど、ひょっとしたら汝そのものの不成立の場面を、われわれはそのように捉えてしまう。われわれの側からの捉え方、われわれが言語でもってものを考えていく、研究していくと、いう時のその言語の機能もまたそこに入ってくるような気がするんですね。また、「他者」という言葉を使うと、今の問題をずらしつつ、しかし、新たな問題を呼び込みますね。

さて、そうするといま、エコラリア、オウム返しの問題っていわれましたけど、エコー、オウム返しが言語の機能としてはすごくおもしろいと思いまして、子どもって——定型発達的であっても——やっぱりオウム返しで覚えていって、ちょっと賢い子になると新しい言い方を覚えた時、それを試しに使ってみるんですね（笑）。同じことばっかり言う。そして試しに使ってみて、周りの人たちがそれに違和感を覚えないというか、問題を見出さないとそれを言語習得する、というところがある。その時に言語の習得っていうのは、人間同士の、他人との間の、やっぱりある種の媒体作用を機能として持っている。一度それを受け入れると、私もあなたも同じ見方で世界を見ますよ、というある種の契約にもなっているような気がするんですね。

ところが、いまの、オーティズムの場合には、そもそも契約しない。契約じゃないってことは、相手を一人称・二人称の関係には見ていない、ということを意味するような気がするんですね。

内海　人称というのは、確かに契約にすぎないものかもしれません。けれども、それはやりとりを通して身につけてきたものです。たとえば谷さんと私の間に、言語ゲームが成り立っていて、共通の言葉を使っています。けれども、それらの言葉が、谷さんと私で同じものを意味しているかどうかはわからない。同じであるとも違っているとも言えない。でも、このゲームをspielenして回している。回しているうちに、それ自体が機能して、いってみるなら超越論的機能をもつようになる。

オーティズムの人たちは、ある意味で、そういうごまかしをしない、というよりできない。回せばいいといったいい加減なところに入れない。だから自閉症スペクトラムの人たちと話すときは疲れます。遊べないのです。いつでしたか、講演のあとの質疑応答で、やたらと定義ばかり聞いてきて食い下がる人がいて辟易しました。そういう人が自閉症心性をもっているかどうかはわかりませんが、定義が決まらないと先に進めないというところは似ています。

谷　それはつまり、学校で文法を覚えるような仕方で、言語を覚えてくる。

内海　そうですね、「自閉症の人たちは母国語を外国語を学ぶかのごとくに学ぶ」と私は定式化しています。辞書や文法書を読みながら母語を覚えていくような感じでしょうか。ちょっと単純化しすぎかもしれませんが。ふと思ったのですが、フッサールはドイツ語の再帰動詞で、触発ということを着想したのかもしれませんね。

無人称の「われわれ」

野家　さっき我と汝という話になりましたが、木村先生が西田幾多郎の「私と汝」を引用して、その「私と汝」の中の「共通の根底」という表現、そこのところにいちばん重要なカギがあるという言い方をしておられたと思いますが、さっきカントが『実践理性批判』でずっと「われわれ」という言葉を使ってきて、結論部の最後のところだけ「われ」に立ち戻っている。

谷　「われ」。全部ではないのですが大半が「われわれ」だったところに、結びで決定打を放つ箇所で「われ」ですね。

野家　それで思い出したんです。ウィトゲンシュタインの“Tractatus”『論理哲学論考』は、ふつうあれは独我論的世界だといわれているんですが、ぼくがチェックした限りでは前半の論理的な話のところは全部 wir われわれで一貫しているんですね。途中から、番号で五のあたりから ich が使われ始める（笑）。だからウィトゲンシュタインも最初から独我論を目指してあの本を書いていたんじゃないのではないか、とぼくは考えています。あれは従軍中にロシア軍の猛攻を受けて、彼は命からがら逃走、敗走するんですね。その後に書いた部分が番号五あたりから始まる。そうすると、ich という一人称単数の主語が出てくる。だから、独我論というのは、ウィトゲンシュタインの最初からの意図だったのかどうか、ぼくは怪しいと思っています。そのあたりの戦争体験みたいなものがカギになっているんじゃないかと考えているのですが。

内海　たしかにあのあたりはウィトゲンシュタインが単独性へと超え出ようとしたところで、スキゾフレニックな危機だったともいわれますが、やはり他者は出てこない。ただし神という言葉が三ヶ所ぐらい出てきますよね。

野家　ええ、出てきます。神とか、幸福とか。あと、死とか神秘とか、そういう言葉が五節あたりから頻繁に出てきます。そうするとようやく、私の世界とか、私の言語というような表現が出てくるんですけども。だから必ずしも、ich から始まって wir に行くんじゃなくて、カントもそうだったようですが、wir から始まって ich に行く。で、うまく ich にたどり着けないとさまざまな病状が出てくる。だから、オウム返しというのも、ある意味では wir の次元への固執でしょうか。

谷　なるほど。

内海　wir といっても、われわれという本来の意味ではなく。

野家　そういう一人称複数の wir じゃなくて。

谷　三人称に近いような。

内海　三人称というのか、無人称というのか。

谷　無人称。すると、wir っていう言葉は、厳密な意味では「私と私」っていう、そういう関係をとらない wir になっている、そういうことですね。

野家 ええ。だから日本語ではふつう主語が省略されているというけれども、「私」という一人称単数の主語が省略されているんじゃなくて、「われわれ」という主語が日本語の場合は省略されているんじゃないかと思うんですけれどね。

内海 そうですね。われわれも、論文書く時に「われわれは」って書くじゃないですか。書きませんか？

谷 個人的には「われわれ」嫌いなんですよ（笑）。

内海 私も好きではありません。突っ込みを入れる人がいますね。「おれも含めるな」とか（笑）。学生運動のシュプレヒコールも「われわれはー」から始まるのが定番でした。やっぱり書く場合は無人称的ですね。

野家 ええそうですね、通常 rhetorical we ともいわれますけども。ぼくは南山大学にいた時に、紀要に載せる論文でやっぱり「われわれ」と書いたんですね。そうしたら、当時文学部長をなさっていた宮内璋先生がその論文を読んでくださって、「君はわれわれって書いているけど、おれは違うよ」と言われて（笑）。それ以来、「われわれ」は使いにくくなってしまった。

谷 現象学者としてはですね、フッサールが『イデーン』でわざわざ Ichrede、つまり「私は」で語るんだってあえて言っているわけです。それ以来、ずっと基本的には ich を使います。時々もちろん「われわれ」も使いますけど。これはわれわれという言葉を使ってしまうと、あなた、あるいは他のわれをどこか前提することになる。含意してしまうんですね。問題が見えにくくなる。

で、彼は最後になって、それを明示化する意味で、「曖昧語法」「多義語法」において、「私は語ってきた」と言う。その曖昧で多義的な言葉をあえて明示的に言語化すれば、「原自我」という話になってくる。だから、レベルが違ってくるわけですね。そのレベルの違いに即して考えていくっていうことをやらないと、原自我って最後の自我じゃないか、みたいな話になってしまう。

野家　そうすると、原自我というのは単純に一人称とは言えない。

谷　ふつうの意味での一人称ではないです。「自我」「私」という一人称的な表現の曖昧性・多義性を論じたうえではじめて出てくるものです。現象学の「一人称パースペクティブ」などということが最近よく言われますが、厳密には、あるいは深く見れば、一人称でない、と私は考えています。

内海　フッサールは wir とは言わないんですか。

谷　もちろん初期のものは基本的に全部 wir になっています。それから『イデーン』になると、「私はで語る」——Ichrede と言うわけです。その後でももちろん wir って言葉を使いますけども、でも重要なところになるとやっぱり ich になりますね。

内海　原自我は？

谷　原自我はふつうの意味での自我ではありません。

内海　そうすると、媒体性としての純粋自我というものから、差異が発生する局面をフッサールは執拗に追い求めましたよね。そこの差異が生ずる場面では、どういう力が働くとか、どういう機構でそうなるのかということを、谷さんの論考を読みながら考えていたんですが、そのあたりのお考えはいかがですか。

谷　多分野家さんもいろいろお考えあると思いますけれども、原則的にいえば、何らかの触発というのがポイントになっていると思いますね。つまり、触発ってのは、ちょっと危険な言い方ですけど、私の方から何かすることが可能であるためには、私でないところの何かが動機づけてくる、刺激を与えてくるっていう、そういう場面につながっている。

フッサールという人は、へんな言い方ですけど、刺激がないことですら刺激になる、つまり急に音が静かになってしまうと、むしろ音がないということ自身が刺激になってしまう、というふうに考える人ですので、われわれは世界からいつも——世界っていう言葉を使っていいのかどうかわからないですけど——私でないところのものから絶えず触発されている、というふうに考えているんですね。

では触発っていうのはいったいどうして言えるんだ、という話になりますけど、これは多分それ以上の説明ができない。原始状態とか、原始偶然がそうなっている、というようなそういう状態。その中できわめて特殊な触発をしてくるものがある、と。それは、他者の身体。

内海 身体なのですね。

谷 基本的には身体だと思います。

内海 フッサールにとって、身体は私に働きかけ、触発するということになるのですか。

谷 原則はみんな向こうから働きかけてくる。われわれは触発される。この「される」って言い方——フッサールはどちらかというと「される」っていう言い方をするんですけど、触発されるって言い方をすると、「する／される」の能動か受動かの関係っていうのが明確に語り得るような気がしてしまいますけど、多分そういう「する／される」というのが非常に不明確な状態になると思います。

野家 カントの場合、触発というのは必ず外界からくるから、受動的というか……

谷 受容的みたいな。

野家 それに対してフッサールの場合には、受動性というのでも最低限の能動性が働いているいう言い方をしているので、一種の自己触発みたいなところがありますよね。

谷 そうなんです。

内海 精神病理学的にも大事なところなので、くどいようですが、フッサールは他者に触発されるということを言っているんですか。

谷 いろいろな言い方で。『受動的綜合の分析』の中では、触発がキーワードですね。これが先行してこそ、それへの自我の側での応答として、なにかをまさにそれとして明示的に知覚するといったことが可能になる。しかもその触発っていうのはドイツ語でAffektionですけど、これはAffektivität、つまり情動性とか感情と結びついている。そうした情動的・感情的触発っていうのが先行的に働いている。

もう少しだけ補足的にいいますと、フッサールの場合には有名な「縦の志向性、横の志向性」っていうのがあります。で、横の志向性っていうのは、いわゆる対象の構成というか、世界の側に関わってくる志向性なんですね。それに対して、われわれが見ている・聞いているという、いわゆる意識作用と呼ばれているところのもの、これ自身が自己触発して自己現出する。これは例の videre videor の延長上にある発想ですけども。したがって触発っていう場合には、実は、対象による触発、というより後に対象と呼ばれるようになるところのものの触発と、それから、見ている・聞いているという作用そのものの触発、これが後に自我・私と呼ばれるようになるところのものを可能にするのですが、この両方が語られているわけですね。そして、その二つがいちばん根本的なところでは、明確に区別されていないかたちで働くというのがポイントだと思います。この二つを最終的に明示的に区別するのは、媒体的な表現機能としての言語機能ですが、しかし、フッサールの見るところでは、言語機能はすでに身体機能と同型です。この身体機能が、言語に先立つ明示化の根源です。ということは触発の根源でもあるでしょう。ここで、その身体それ自体の構成が問題になりますが、そのためには他の身体が必要です。いわゆる間身体性、あるいは間身体的な(感情を含む)触発ですね。

この時、内海さんが言われた再帰動詞の機能が重要になるかもしれません。再帰動詞は、能動/受動に先立つ中動態の代理として機能しますが、しかし、主語・目的語に先立って分離を可能にするような差異化の機能ももつように思います。そういう言語の機能と、フッサールの事象分析も、どこかで結びついているように思います。おそらく身体同士の対化 Paarung にもそれは言えるのではないでしょうか。

自我と原自我の差異論的構造

野家　他我認識あるいは他者構成の場面では、他者の身体みたいなものとの対化 Paarung が起こるけれども、あれは自己の身体との対化なので、あらかじめ自分の身体についての自己イメージというのがあるわけですね。

谷　自己の身体のイメージが最初に明確なかたちであるわけじゃなくて、むしろ他者の身体との間で意味がうつしあわされることによって自己の身体のイメージが出てくるっていう、その感じだと思います。

野家　だからさっき、西田の「私と汝」の一節を引いたけれども、そういうところで起こっている、私とも汝ともいえないような、共通の根柢、基盤みたいなものが対化の場面でも現れている、起こっているということかな、と思うのですけれど。

谷　それはどう思われますか。

内海　うーん、その Paarung というのは　非常に微妙な言い方ですね。木村先生なら、西田の「私と汝」に依拠しながら、自己と自己の存在論的差異がそこで書き込まれ、自己自身になるというところでしょうか。

野家　そうですね、自分の身体と他者の身体が外面的に同じ姿かたちをもっている、その認識を通じて自己自身が触発され、相手と対になり感情移入（自己投入）が起こる、というふうな。

谷　イメージとしてやっぱり抱かれている、赤ちゃんが母親に抱かれている時のイメージというのはそういう対化関係がつくりやすい場面じゃないでしょうか。

内海　フッサールはそういうことをイメージしてるんですか。抱かれている、と。

谷　ええ、母親。父親もあります。さらに「超越論的な子供」という表現もありますが、これが示唆するところから父母と子供の関係を理解することが重要でしょうね。

内海　対化っていうのがちょっと気になるのは、自分の身体と他者の身体っていうのは圧倒的に違いがありますよね。外部からみれば対になるかもしれないけど、自分の身体っていうのは全貌を見れない、まさにその中を生きているわけです。それに対して、他者の身体というものは全貌がみえる。これがペアになるというのは三人称的な視点がもちこまれているように思えるのですが。

野家　だから逆に、他者の身体を知覚することによって自己の身体についてのある具体的なイメージが形成されるという順序でしょうか。

谷　そうだと思います。もちろんそれは非常に細かく読んでいかなきゃいけないんですけども、従来のイメージでは、特に『デカルト的省察』の、自分の中で自分だけで先に自己の身体をまさに身体として明示的に構成して、それに似たようなものを他者の身体にあてはめるみたいな議論に書いてありますので、自己の身体と他者の身体とが、野家さんがいわれたように、媒介し合いながら成立してくるというのはかえってわかりにくくなってしまっている。要するに、フッサールの語法は明示化の過剰だというところがある。

そして、過剰な明示化は——三人称的に見えてしまうと思います。フッサール自身の意図とは別に——フッサール自身の意図とは別に——ただ、それでは一人称の自我から述べるだけでいいのか、と言えば、それは先ほど述べたように、不十分です。自己ならざるもの——この言い方さえかなり危険ですが——の触発といった事象を差異化のなかで捉えるべきなのでしょう。

内海　なるほど。それをフッサール自身はそういう局面で捉えているわけですね。そうするとEinfühlungっていうと、私は単純に自分を移し入れることだと考えていたのですが、フッサール自身はそっちのベクトルではなくて、もっと手前のことを感じていた可能性がある。

野家　共振というか、そのぐらいの次元で感情移入を捉えた方がいい。だから、自己投入と言ってしまうと、あらかじめ存在する確固とした自己を一方的に他者に注入するかのようなニュアンスがあるので、少々言いすぎかなという気がしますけれど。

谷　年代ごとに言い方が違っていますからね。最初の頃のEinfühlungっていうのはほとんど他者経験というのと同義です。その後だんだん分析を深めると、こっちから入れていくっていう側面をわりと強く主張しますけども、しかし、原自我っていうさっきの話が出てきた時には、多分そういう話では収まらなくて、Einfühlungをもう一度、いちばんの最初の、他者経験っていうところにもう一回持ち込んで理解する方が、多分フッサールの考えていたことに近づきますし、「事象そのもの」という点においても多分そうだと思いますね。

野家　その場合、原自我とは先ほど一人称ではないということでしたけれど、単数でもないのでしょうか？

谷　そこはまさに注意が必要ですね。つまり、単数っていう言い方こそが実は問題だと私は思っています。フッサールは、世界っていうのは「謎の中の謎」だ、さらに、自我っていうのも「謎の中の謎」だと言っています。この二つは同じものだと私は思っています。それはどうしてか、っていうと、さっき言った志向性の二つの不可分な側面と同じです。で、「謎の中の謎」と述べた時にフッサールは、世界っていうのは単数でも複数でもない。つまりそもそも「数」ではないと言います。それを「唯一性」っていう言葉で語るんですね。そうだとすると、原自我っていうのも、単なる単数ではなくて、単数でも複数でもなくて、それに先立つ、数でない唯一性なんだという話になると思います。

野家　個人個人、いちおう個別の自我を持っているわけで、その場合、個人個人の根底にそれぞれ原自我があるのか、それとも唯一の原自我が個人個人の自我を共通の基盤として支えているような構造になっているのか。

谷　どちらでしょう。この問題は先ほどのわれわれが言語でもって考える、言語でもって分析していくっていうことと相関的な問題だと思います。われわれの言語形式っていうのは、かなりの程度まで学校で習う文法形式、一人称・二人称・三人称という言語形式を含んでいて、それでもってこの事態、この問題を主題化して捉えるようなところがある。その時に、多分野家さん「ご自身」もこの問題に関わっているというか、それに深く巻き込まれて考えられているのだと思います。さて、われわれの自我から出発してその根底に原自我を見いだすのか、もっと厳密にいえば、一人称単数的な、それゆえ数的に一なる私の自我から出発して自己の根底に、原自我を見いだすのか――この場合には、出発点の自我が数的な一ですので、それが「自己」として見いだす原自我も数的な一だということになるでしょうから、結局、個人個人の根底に原自我があるということになりそうです――それとも、そもそも数的でない根底があって、それに支えられて、そこからもろもろの、数的な個々の自我（私）っていうのが出てくるのか――この場合には、そもそも数的な私が数的でない根底をどうやって（同一性を含意する）「自己」として見いだすことができるのかという疑問が生じ、これに答えられないと単なる独断だという批判が出てきます――という、二つの別の（しかし最終的には不可分でもある）事態が考えられていると思うんですが、だから、これは、われわれがどういう立場からものを見ているのか、っていうことと、いっしょに考えなきゃいけない問題だと思いますね。

つまり、また最初のデカルトの話になりますが、デカルト型の数的な自我を前提したうえで、それの考古学をやっていくのか。それとも最初から数的でなく人称的でないわれわれを認める型の議論をしながら、そこに数的な人称が成立するための条件を探していくのか。問いのどちらをとるかによって、ずいぶん違ったものが見えてくる。そしてわれわれの言語というのが媒体としてそのどちらをも可能にしていると私は考えるわけです。私としてはこの両面性をある種の運動の中で捉えるべきだと考えています。この両面の区別と動的関係が、内海さんの見ている問題と関係しているように思われます。

内海　フッサールは、晩年にいたって、他者からの触発ということを論じ始め、ベクトルが反転したとまで言っていいかわからないけれども、メディウムというものを問題にしたということですね。私はそのあたりを寡聞にして知りませんでした。フッサールの他者理解イコール Einfühlung、自己移入と非常に安直に考えていたのですが、もう一回検討しなおさないといけません。

谷さんが気を悪くしないといいのですけども（笑）、フッサールについては、村上靖彦さんと私は、彼が自閉症心性を持っていたということで一致しています。これは彼にとって不名誉なことではありません。ウィトゲンシュタインもまたそうであり、多くのすぐれた哲学者や科学者に見出すことができます。それはさておき、自閉症心性をもっていたとしたら、村上さんの言うように、視線触発に難があるので、もしかしたらフッサールには、他者からやってくる鋭利な志向性はわかりにくかったのかもしれない。みられている自分に気づくという契機ですね。それに対して、情動的な触発は鋭敏にわかっていた人なのかもしれない。というのは、自閉症スペクトラムの人は、他人の考えや意図、こちらに対する思惑であるとか働きかけについては理解が悪いのですが、何となく伝わってくるものに対しては、見かけからは想像がつかないほど感じやすいことがあります。だから、純粋な意味であの人は信用できる人かどうか、いい人かどうか、わかったりもする。場合によっては、情動が伝播してきて非常にしんどい思いをすることもあります。他人の表情をみたとき、われわれはそれを対象化してペルソナに落とし込み、その背後にその人の思惑だとか感情があるというふうに考える。いわゆる表象構造を捏造するのですが、自閉症の人は、いってみるなら、他者の表情の渦の中に巻き込まれてしまうのです。彼らの自己は未形成であり、こういう表情の中にのまれるというのは恐い経験です。それゆえ、視線や顔、そしてそこからやってくる志向性は回避する。それに対して、情動というもの、とくに心によって屈折されていない自然に伝わってくる情動に関しては、割合と開かれているところがあります。どうも視線を中心とした表情、顔っていうものが、何か特殊なものなのかもしれません。実際、人類史的にみれば、つい最近まで、人間は顔を露出して生活していませんでした。

言語的アクチュアリティ

谷　それは——以前にも伺いましたが——なかなかおもしろい指摘だと思うんですね。自閉症の患者さんのことはよくわかりませんけど、フッサールというのは晩年にナチスの政治支配の問題が起こり、哲学的にもハイデガーの方がもてはやされるようになったっていうこともあります。この両者も実は結びついていると思いますけど、自分は今や哲学的隠遁者になってしまった、みたいなことを友人に手紙で書いているわけです。孤独感ですね。そういうことを受けて、フッサールのクロニクルを作った、カール・シューマンだったと思いますが、フッサールは情動的・感情的には非常に他者とのつながりを求める人だった、ということを言っています。仮にそのシューマンの説を受け入れるとすると、フッサールが自閉症的であったとしても、少なくとも情動的な仕方——触発的な仕方でもあるでしょうが——での他者に関しては敏感であった、ということはいえるかもしれないと思いましたね。そしてこの点こそが自閉症的なのかもしれませんね。そしてまた、他者経験を自明なことと見ず、わざわざ「理論」を作って他者経験を理解しようとした点でも、自閉症的傾向もあったのかもしれません。

ついでに言うと、私としては、フッサールは、いわゆる実在・現実としての存在をエポケー（判断中止）する方法を確立する前に、デカルトの dubitatio（懐疑）

と同様に「二 zwei」を含意する Zweifel（懐疑）に深く悩まされたのですが、しかし結局、もう一つ別の「懐疑」、すなわち元来は「見るだけ」（で判断しない）ということを意味した「スケプシス」をまさに「方法」として展開して実在・現実としての存在を「エポケー」（判断中止）することができてしまったわけで、この点では離人症的、depersonalization 的な傾向をもっていたかもしれないと思っています。

ただ、おわかりのことなので繰り返すのもうるさいのですが、私としては、まさにこのように語っている「私」自身の——やや不適切にいえば内海さんの「私」や谷の「私」の——言語と立場（と病態）がどのようなものかという問いを忘れてはならないとも思っているのですが。

野家　さっきの自閉症の患者さんというのは、他者との関係の中での自分の使い分けというか、それができないということになるんでしょうか。われわれだとふつう、教師と学生という場面での自分と、会社の上司に対する部下としての自分、あるいは家庭の中での父親という自分とか、そういう使い分けを常に他者との間でやりながら生きているわけですね。そういうことができなくて、単一の自分というのを他者との間で常に求めようとしているということなんでしょうか。

内海　いえ、むしろ単一の自分というか、変化の中で同一にとどまる自分がなりたっておらず、場面場面で自分が変わってしまうのです。われわれも状況に応じて変わりますが、彼らの場合、極端になると別の人になってしまうぐらいのことが起こります。場合によっては解離症状にまでいたります。あるいはその場の雰囲気にのみこまれてしまって、考えてもないことを言ってしまったりすることもあります。

自閉症というと、自分の中に閉じこもって、自分のパターンに固執して、自我が非常に強いというイメージを持つ人がいますが、自我そのものは未形成であり、質量が軽くて、ふっとその場に吸い寄せられてしまう。

野家　芥川賞作家の平野啓一郎さんという方が、分人主義——個人主義、individualism に対して dividualism というか——分割できない個人ではなく分割できる個人を分人主義と呼んでいるんです。個人主義の場合は個人という単位が自我として統一されていて、いろんな顔はするけれども、その中に核として譲れない個人というものがある。それに対して平野さんは、そんな不変の個人、不変の核がなくてもいいんだ。その場その場で、自分というのは変化し得るんだから、そのことを率直に認めて生きた方が、他人からは一貫性がないとかあの人は状況によってコロコロ変わるとか言われても、むしろそっちが人間としては普通のことではないか、と言うわけです。だから個人というものを単位に考えるのをやめて、われわれは状況に応じて自分というものを変化させながら生きている分人なんだ、というふうな考え方をした方が、この世は楽に生きられるんじゃないかと（笑）。

内海　それはある意味、確固たる単一の自分を確立した人間が、その苦しみから逃れる対処法としては有効かもしれませんが、逆に自閉症の人たちは、その都度その都度の自分しかなく、場面に吸い寄せられてしまう。その場その場の、断続になってしまう。

ある学生が就職活動の指導を受けにハローワークに行った際、大混乱に陥って帰ってきたことがありました。どうしたのか聞くと、エントリーシートに記入する際に、志望動機の欄があったのだけれど、自分は志望動機など何もないので書けない、ということでパニックになったらしいのです。自閉症の人は自分というものが確立されておらず、正直で公平なところがあるのですが、場面に応じた振る舞いができない。自分を保ったまま、とりあえず就活生としての自分になってみるということができないのです。その学生は、その後、スタッフの指導を受けながら、最終的には就職を果たしました。彼は、ある時、「先生、わかりました」と報告に来てくれました。「ペルソナをつくればいいんですね」というのです。ただ「卒論の発表も、代理人を立てればいいですよね」というので慌てましたが（笑）。

谷　アバターをつくって（笑）。

内海　その学生は大変能力の高い子だったので、そういうふうに言語化できたのですが、自閉症の人たちはこんな具合にデバイスを使いながら、何とか定型者仕様にできている世界に合わせて生きていくことを学んでいくのです。

谷　いまのところとてもおもしろいと思いまして。要するにペルソナをつくるというのは、仮面をつくる、人称をつくる、言語をつくるっていう、そういう作業だと思うので。言語によって修正できてしまうわけですよね。

内海　そうです。

谷　すごいことですね。しかし、言語だけに乗っ取られてしまうと、これもまたへんなことになってしまう。だから、これ、木村先生の洞察にも関わるわけですけども、この概念を使っていいのかどうかわからないんですけど、ヴァーチャリティの次元からアクチュアリティそのものが生じてくるということが言われます。アクチュアリティが生じてくる時に、そこに言語もついでに入れてやることができるとするならば、言語的アクチュアリティみたいなのをつくることがうまくいくかどうかかっていうのは、非常に重要な話になっている。

しかし、逆に言語っていうものは同時に木村先生の言葉でいうリアリティの方にも抵触して、そのリアリティがリアリティだけになってしまうと、アクチュアルな部分のつなぎといいましょうか、これも一種の媒体だと思うんですけど、それがなくなってしまったリアリティだけになってしまうと、そうすると今度は言語に乗っ取られるみたいな状態になるような気がします。

野家　木村先生は、科学の言語について、それはリアリティを形作る装置で、それが現実世界を固定して動かないものにしてしまう。それに対して、アクチュアリティというのは常に流動的でしかも互いに触発しあうような、常に新しいものを生み出す源泉というか、そういうイメージで捉えていたと思います。それからすると、言葉というものは確かに現実を固定してしまう点があることはその通りです。まさに自然科学の記述というのは一人称、私というものはなるべく出さない、客観的な記述を目指すわけです。ただ一方で、坂部先生なんかが言っておられたのは、詩的言語というか、ポエティカル・ランゲージというのはまさに固定した日常の秩序というものを切り裂く、そこから新しい次元を開いて見せるような、そういう機能も言語にはある。だから、客観的にリアリティを固定し描写するのと、アクチュアリティを新たに触発し、別次元の世界を開いていくような、言語の二面性をわれわれきちんと押さえておかないといけない。言語を固定化の方だけで捉えてもいけないし、アクチュアリティを触発するということだけでも成り立たないし。両面をうまく掬いとるような、精神病理学や哲学をわれわれは考えていかなくてはならない。

さらに先へ
——臨床哲学シンポジウムの一旦の総括

野家　そういう意味からすると、臨床哲学シンポジウムを昨年は第一七回ですか、今年一二月の予定を含めると一八回までやってきたことになるわけですけれども、それを振り返りながら、哲学と精神病理学の co-operation というか、協働作業の可能性。あるいはこれまでやってきたことの中で特にわれわれの印象に残っていることとか、これから目指すべきこととか、何でもかまいませんけれども、臨床哲学シンポジウムをめぐって、それぞれの感想や希望やあるいは現時点での総括のようなことをお話いただければありがたいと思います。

シンポジウムのテーマについては、毎回、企画委員が集まって次のテーマは何にしようかと苦労しているんですけれども、けっこうアイディアが次々と出て、おもしろいテーマにすることができたと思います。しかも基本的には木村先生を囲むシンポジウムだったわけですから、木村先生のキーワードである「自己」とか「ビオスとゾーエー」とか、今回の、まさに「あいだ」という概念もそうなるわけですけれども、そういうテーマを通じて、かなり哲学と精神病理学との間の良好な対話ができてきたんではないかと思います。そのへんのことについてまず簡単な感想あたりからお聞かせいただければ、ありがたいと思います。

谷　木村先生がおられなかったら日本の現象学は発展しなかっただろう、と野家さんがどこかで書いておられましたけれども、木村先生自身のその洞察力というのがいちばん重要なポイントですね。しかし同時にさまざまな精神医学者の話を聞くことがこれまでできてきまして、少なくとも二重の意味で私は驚かされてきました。

第一番目には、こんな症例があるんだ、と。いわゆる患者さんとのつきあいって、私もちょっと患者さんに会ったりしたことがありましたけども、そんなに多くの例をわれわれは——私は——知らないわけですね。こんなにもさまざまな症例があるんだ、ということを知ることができました。

もう一つは、このような症例を分析していくうえで、哲学がこのように使われるのだという驚き——われわれは精神病理学的なことを考えようと思って哲学をやっているわけではない。そもそも向いている向きが違うわけですね。にもかかわらず、精神医学者の方からすると、哲学の分析を使って、こういうふうに病態ないし世界との関係、人間の世界との関係っていうのを見ることができるんだ、という。もちろん向きが違うものを単純に応用することは不可能だと思いますので、むしろ精神医学者自身が「哲学する」ことをを——哲学者以上に、かもしれませんが——実地で実践しておられるからこそ、そういうことが可能になるのでしょう。これはもう、驚くべきことです。特にいまのこの二つの側面は野家さんが先ほど言われた、木村先生という一つの磁石の中心みたいな人がおられたので、そこに多くの人が集まってきているわけですが、しかし木村先生のみならず、さまざまな精神医学者の知見、話の中からいつもそれを見出すことができる。その意味で、この臨床哲学シンポジウムっていうのはまさにそういう、われわれ哲学者の蒙を啓くというか。そしてまた、われわれが知っていたことをもう一度知り直すというか——これは結局、知っているつもりで知らなかったということかもしれませんし、それゆえまた、ソクラテス的な「無知の知」に近い話かもしれませんが、しかし、そもそも「知る」ということは「知り直す」ということだとすると、想起説に近い話かもしれません——ヒッポクラテスの末裔のみなさんに、ソクラテス以来の哲学の営みについてのタウマゼインをシュンポシオン＝シンポジウムで引き起こされたという感じです。そういう言い方で通じるかわかりませんけど、その二つを常に経験してきたという気がしました。

野家　そうですね、われわれ、哲学の側から言うと、現象学者がかなり多かったと思うのですが、いつも現象学のテクストだけを読んで議論していると、原自我だとか、衝動志向性だとか、だいたい空中戦になるんですけれども、そこへ精神病理学者に加わっていただくことによって、具体的な症例とかそういったものを通じてもういっぺん哲学の概念を鍛え直すというか、既成の概念枠組みを再編成するということができた。そういう意味ではこのシンポジウムは哲学にとってはたいへん益するところ多かったと思うんですが、精神病理学の側からするとどういう印象をお持ちでしょうか。

内海　哲学の先生方が、われわれ精神科医とこういうかたちでシンポジウムをするということが、多少触発的な経験であったということをうかがって、いくらか安心しました。

木村先生は例外として、精神科医は思惟のいとなみにおいて哲学者に太刀打ちができるわけはありません。エクスキューズになりますけども、臨床で大半の時間を費やしますので、おそらく私なんかは、野家さんや谷さんの読書量の一〇分の一にも至らないのではないかって思います。ですから、このシンポジウムには、教えていただくというスタンスでのぞみました。そうやって哲学者の方々の思惟の厳密さと展開力に接したことが、まずは大きな収穫でした。

私は、哲学を単に精神病理学に援用するというか、あてはめるということには興味がなくて、今日もデカルトの話をしましたけど、デカルトの思想そのものよりも、彼の Leben の中からどうやって Denken が生まれてくるのかといったところにひかれます。哲学の先生方からすれば、小林秀雄じゃないですけど、楽屋裏をのぞいているような悪趣味な印象を持たれるかもしれませんが。

何と言えばよいのでしょうか、哲学の本とか文献を読むだけではわからないものが、実際に皆さんの肉声に接してわかるといいますか。作者である哲学者とそのテクストの間に、ポイエーシスっていうんでしょうか、そういう場があって、そこに直に触れられたっていうことが私にとってとても貴重な経験でした。

野家　もう一つは、このシンポジウムの特徴として、コメンテーターという役を設けて、ふつうだとパネリストが基調講演して、その後会場とのやりとりということになるんですが、間にコメンテーターという方がいて——まあ、われわれもコメンテーターのときは苦労したんですけれども——前もってペーパーを読んできて、さらに掘り下げるような議論をしていただいたということは、やはり相互のコミュニケーションという意味では大変よかったし、この臨床哲学シンポジウムの一つの売りものになっていたんじゃないか、と思います。

ただ、全体として見ると、ジェンダーバランスがよくないですね（笑）。女性のシンポジストやコメンテーターが圧倒的に少ないということで、大きな課題です。これは、哲学の方では、一番大きな日本哲学会でも女性会員というのは残念ながら少ない。

内海　精神病理学もそうです。

野家　少ないですか。

内海　シンポジウムに出られたのも清水（光恵）さんだけです。

野家　いちばん最初のこのシンポジウムが、長井真理さんの追悼、没後十年記念で始まったということはありましたけれども。

　あと、追悼という関連で言うと、坂部恵先生がお亡くなりになったというのが大変残念でした。もう少し木村先生とのコンビで、臨床哲学シンポジウムを支えていただければ、また違った展開もありえたのかなと思いますし、ともに企画を練っていただいた津田（均）さんがお亡くなりになったことも、かなり大きな空白を生むことになりました。その部分、内海さんの双肩にかかる負担が大きくなったとは思いますけれども。あとは、本当にお亡くなりになる直前にシンポジウムに参加していただいた金森（修）さんですね。こうした幽冥境を異にされた優れた方々の協力を得られたことを、この場を借りて感謝申し上げたいと思います。

　そういうかたちでこの臨床哲学シンポジウムもいろいろな方々のご尽力のお陰でもう二〇年近くやってきたわけですが、その中心におられる木村敏先生は、冒頭で事務局から説明がありましたように、今回は入院中ということでこの座談会への出席が叶いませんでした。われわれ一同、ぜひ木村先生にはもう一度現場に戻って来ていただいてご指導いただき、他に類のないこの臨床哲学シンポジウムをさらに続けていけることを期待したいと思っています。

（二〇一八年七月三〇日　於山の上ホテル）

Ⅰ　人称——その成立とゆらぎ

自閉スペクトラム症における「私」

清水　光恵

1　はじめに

自閉スペクトラム症（Autistic Spectrum Disorders/Autism Spectrum Disorder: ASD）の精神病理は、人称、さらには自己や他者のありかたというものを考える上で、極めて示唆に富む。しかしながらＡＳＤをはじめとする発達障害という概念は、児童精神医学の専門家など一部では知られていたものの、大多数を占める、成人を対象とする精神科医に導入されたのは本邦ではこの十数年のことである。それまでの本邦の（成人の）精神病理学は発達障害以外の精神障害、言い換えると定型発達者の精神障害――発達障害論においては、統合失調症患者であろうと、うつ病患者であろうと、発達障害がなければ『「定型」発達者』といういわば「正常」側にカテゴライズされる――を基盤にして人間観を築いてきた。ＡＳＤはそうした人間観に対して根本的な変更を迫る可能性がある。

ＡＳＤは本邦の成人精神医学では比較的新しい医学概念である以上、本稿は臨床哲学的な検討の前にまずはＡＳＤの医学的な説明から始めたい。紙幅の関係から概略のみ述べるので、医学的なＡＳＤをすでによく御存知の方は、以下の（1）は読み飛ばして頂ければと思う。

（1）医学から見たＡＳＤ

まずＡＳＤ概念の歴史について要点だけ述べる。オーストリア出身でアメリカに移住した児童精神科医の Kanner L.(1) は一九四三年、他者との情動的接触の欠如が著しく、言語発達や知能の遅れを伴い、生後三〇ヶ月以内に異常に気づかれるなどの一群の病態を早期幼児自閉症と呼んだ。翌一九四四年、オーストリアの Asperger H.(2) は、他人への愚直で不適切な近づき方、著しく偏った興味、一本調子で相互性を欠いた会話、常識の欠如、ぎこちない動作などを認めるが、言語や知能の遅れを伴わない一群を、自閉的精神病質と呼んだ。英語で発表された Kanner 論文に比べ、Asperger の論文は、ドイツ語という非英語かつ第二次世界大戦敗戦国の言語で書かれたことなどから、世界の注目を浴びることは久しくなかった。しかし一九八一年、イギリスの Wing L.(3) は Asperger の業績を再評価し、アスペルガー症候群という名を与えた。Wing はさらに、アスペルガー症候群と、Kanner 以降定着した自閉症は、独立した障害ではなく連続的であると考え、Autistic Continuum、後には Autistic Spectrum Disorders: ASD[4]（邦訳は「自閉症スペクトラム障害」など）として統合した。そしてあらゆるＡＳＤ患者は、社会的相互性、コミュニケーション、想像力の三つ組の障害を共有するという有名な説も唱えた。Wing の業績は広く浸透し、日本の精神医学も強い影響を受けるアメリカ精神医学会による診断基準の最新版などにもスペクトラム概念は採用された。

　ＡＳＤの病因ははっきり解明されてはいないものの、生得的な障害であると考えられる。つまり脳の一部の機能が生まれつき、他の人々（「定型発達者」）と異なり、典型的には母親と視線が合わない、指差しをしないなどの徴候が乳幼児期から出現し、種々の認知や感覚、運動機能の発達も異なり、障害は基本的には生涯にわたって持続する。ただし特性の強さは人それぞれであり、何歳で異常に気づかれ、何歳で医師による診断を受けるかもまちまちとなる。特性はあるが軽症で、医療の必要性が低く、本人の苦悩も社会的困難もさほど大きくない例は、disorder（障害）とは言えないため、ＡＳＤからＤを取ってＡＳと呼ぼうという提案も最近ではなされている。ＡＳＤの罹患率は人口の約一％と決して低くないが、ＡＳに至ってはその数倍はあるだろう。ＡＳ（Ｄ）を持つ者は、認知にさまざまな問題があっても、全体としての知性は症例によってさまざまである。社会に囚われない独特の思考や行動が新発見や新機軸と結びつく場合もあり、天才と呼ばれる知性や才能、社会的経済的に巨大な成功に結実することもある。一方で知的障害を伴う例もあり、一般的には平均的な知性の者が多い。

　様々な特性を示すＡＳＤの最も根底にあって基盤を成すもの、所謂「基本障害」は何だろうか。自分自身を主体的な〝この私〟として定位することの不能（小山内、酒木[5]）、視線触発の不全（村上[6]）、主体性のなさ（河合[7]）、他者からの志向性に気づくことの障害（内海[8]）などが提唱されている。本稿で特に注目したいのは、小山内、酒木のものだが、主体とこの私とを同一視している点では本稿の考えとは異なる。

ＡＳＤとその周辺領域を指す術語は、現代日本において混乱した状態にある。日本語としては「自閉症スペクトラム障害」、「自閉スペクトラム症」「広汎性発達障害」の三つが使用されている（いずれも英語の術語からの翻訳）。これら三つはそれぞれに歴史と特徴があり、精神科医ならば異同の詳細を把握しておくべきだが、精神科医以外の方はこの三つはほぼ同じものと見るのが簡便だろう。

本稿で対象とするのは、Wing の理論に則った Autistic Spectrum Disorders であるが、ＡＳＤと略し、じつはややアクロバティックだが日本語には「自閉スペクトラム症」を敢えて当てている。

（2）ＡＳＤと人称

ＡＳＤの患者は人称の使用や理解に問題を示すことがある。これは数ある精神障害の中でも稀なことであり、注目に値する。但し、日常会話のレベルでは人称の問題を直接的には示さない患者もいるので、示す場合と示さない場合のそれぞれについて後で詳細に検討していく。ここではＡＳＤと人称についての代表的な研究だけを手短に紹介しよう。

先述の Kanner は既に、人称の逆転に気づいていた。これは自分のことを二人称で、相手のことを一人称で呼ぶというものである。またアメリカの Bettelheim B.(9) は、ＡＳＤの患者は直接に自分を指すものとして一人称を使用しないとし、これは自己の否定もしくは自己意識の不在によると考えた。Lee, Hobson & Chiat(10) は I, you, me の使用についてＡＳＤの患児と知的障害児との比較調査の結果、ＡＳＤでは一人称代名詞の代わりに固有名詞を使用し、二人称については使用しないと述べた。

2　ＡＳＤにおける人称の獲得

（1）症例　アックン

上述のように、ＡＳＤを持つ幼児は人称の使用に問題がありうる。しかし、成人となった患者に出会うと、一定の知性を持つ者では、大きな問題は認められないことが多い。彼らは人称を「獲得」しうるのである。いつ、どのようにであろうか。

治療によって人称を獲得したように見える症例を紹介する。筆者はこの症例は、ＡＳＤにおける人称、そして主体のありかたを理解するためにはこの上なく重要だと考えている。そのため、他のいくつかの拙論でもすでに引用していることをお断りしておく。

【初診時五歳九ヶ月　臨床心理士酒木[11]の症例　アックン】

酒木は、プレイルームでＡＳＤの男児（五歳九ヶ月）と一対一でごっこ遊びや楽器の演奏、ボール遊びなどの遊戯治療を開始した。初めは患児の発語は極めて限定的だった。例えば、めまぐるしく次々といろいろな一人遊びをしながら、遊びとは無関係の、いつか耳にしたテレビコマーシャルの長い音声を繰り返したり（遅延反響言語と呼ばれる症状である）、玩具を上手に扱えないときに「カタイ、カタイ」などつぶやくのみで、非常に一方的でその場の状況にそぐわず、治療者とのコミュニケーションは困難だった。しかし治療者である酒木が遅延反響言語に「あ、そう、ふんふん」など返事をすると、患児は顔を合わせないまま「ダマレ、ダマレ」と強い口調で遮った。治療者は敢えて遅延反響言語や患児の言動を真似しつづけると、患児は治療者に視線を向けたりした。また患児はテレビのクイズ番組の遅延反響言語として出題者と回答者をひとりで模倣していたため、治療者は回答者役として参加を試みた。患児と一応の言葉の応答はできたが、結局、当該番組を「そっくりそのまま再現」しているだけのようだった。ボール遊びを試みると、患児は治療者にボールを投げるものの、一度投げると治療者が受けとめたかどうかの確認もせずに次の遊びに移った。

しかしこうした遊戯治療を重ねるにつれ次第に、患児は酒木の足元にあるスコップを指差し、次に自分の足元を「ここ」という指示代名詞で指し、スコップをその場所に持ってくるよう命じたり、また、おもちゃの操作がうまくできないと、その部分を指さして「ここ」と言って治療者を見つめ、援助を求めるようになった。治療者は治療中に患児を、家族から呼ばれている愛称「アックン」で呼んでいた。その頃患児は、「アックンにもちょうだい」などと、家族に向けて自らを愛称「アックン」で示すようになった。

同時期に、「お母さん」「おばあちゃん」など身近な他者を人称で示す語を使用するようになった。遅延反響言語は消失し、さらに、「そこ」などの指示代名詞も使用できるようになった。

治療期間は三年二ヶ月間、八七セッション（五歳九ヶ月〜八歳一一ヶ月　終了時の年齢は清水が計算）に及んだ。治療終了後には日常会話には大きな支障はなくなったという。

酒木の考察によれば、治療によって患児は、「現に今」、自らの「身体を視座の中心に据えて」主体と世界との関わりを空間的に表象するようになり、その空間は「ここ・そこ・あそこ」の三つの語で分節されるという。また「ここ・そこ・あそこ」は、それぞれ、一人称、二人称、三人称の代名詞と対応しているという。

この印象的な治療の意義は、遊戯療法を通してＡＳＤの患児が面前の治療者と様々な接触をすることにより、自己身体に近接した場所を「ここ」という場所の指示語で表すようになったこと（ちなみに「あっち」「これ」などの指示語の獲得は、平均的には、一歳台後半であるとされる）と、それと同時期に自己を「アックン」という愛称で指示することが可能になったことだろう。「アックン」という語はいまだ三人称ではあるが、酒木によれば「ここ」は一人称に対応するという。

さて、患児は治療者に対して言語を発し治療者に対して指示・要求を行うようにもなっており、酒木も示唆するように、一応の主体の成立と見做さざるを得ない。面前の他者による発語の模倣やボール遊びなどの中で、「ここ」との関係で視座の中心としての一応の主体が構成されるようになったということは、ＡＳＤでは他者も自己もいわば場所として認識される傾向が強い、あるいは、場所としてなら認識されやすいのかもしれない。

（２）症例　Ａ男の「こっち」と「うち」

次に挙げるのは成人のＡＳＤ症例で、筆者自身が主治医を務めたＡ男である。Ａ男は、知能と学力は非常に高いが、人称の使用が一見したところは不安定である。

なおＡ男には、症例として学術研究の場で発表することについては口頭で本人の同意を得ている。その上で、症例のプライバシー保護に十分配慮し、家族歴は省略、生活史および病歴も必要最低限の内容とする。

【初診時一八歳　男子大学生Ａ男（自験例）】

三歳までパパ・ママなどの簡単な名詞も発語することがなく、自発的なコミュニケーションは、対象を指差して「ハイ！ ハイ！」と要求するのみだった（なお三歳〇ヶ月児の平均的な語彙数は数百〜一〇〇〇語で、三歳までに「マンマ、ちょうだい」「ワンワン、いた」などの二語文を言えないと発達障害が疑われることが多い）。母親が地域の乳幼児教室に連れて行って周囲の親子と一緒に手遊びなどをさせようとすると、非常に嫌がり、周囲に関心のない様子で一人遊びを続けた。中高一貫の進学校に入学できたが、授業を聴きながら適度にノートを取るなど、同時に複数の作業を巧みな加減で行うことに手こずり（これもＡＳＤでは典型的である）、わからない授業は参考書や問題集で自習するという発想もなく、落第しそうになりながらなんとか卒業した。国立大学に現役合格できたが、入学後は授業の単位を繰り返し多数落とすことなどから、母親の強い勧めで学内相談施設に来所し、筆者が担当となった。筆者はＡ男と一八歳の時に一回、一九歳から二四歳まで五年間、大学の学生相談施設で相談を続けた。

面接中、Ａ男は初対面のときから妙にリラックスしたような様子で、しかし姿勢はねじれており、視線は下または斜めを向いたまま合わせず、質問にはとてもスラスラと答えた。

Ａ男が面接中に使用する一人称単数代名詞はまちまちであり、「こっち」、「うち」、「おれ」の三種類を併用した。正確な計測は行っていないが、筆者の印象では、おおよその使用頻度は、こっち＝おれ＞うち、の順に多かった。Ａ男自身の説明によると、「こっち」と「うち」は、「他人と話しているときについつい出てきてしまう」が、「おれ」は、「誰も聞いていないときは、独り言みたいなかんじで」呼ぶという。「うち」については、女みたいだから止めろとＡ男は妹から言われるが、やはり使用してしまうという。

なお、他の定型発達の男子学生たちは、筆者との面接においてほとんどの者が常に「ぼく」を使用し、稀に「私」と言う者もあった。いずれにしても一種類の一人称代名詞だけを、固定して使用し続けていた。そうした定型発達者たちは、面接中に「おれ」とうっかり口走る？と、慌てた様子で言い直したが、A男はどの代名詞を使用しても言い直すことはなかった。

まず特筆すべきは、A男は筆者という特定の一人の相談員と五年間続けた学生相談という一定の場面で、三種類もの一人称単数代名詞を併用し続けた点である。もちろん、日本語圏で生活する成人男性なら、公的な場面では「ぼく」または「私」、私的な場面では「おれ」など、複数の一人称代名詞を使用することはごく一般的なことである。A男はそうではなく、年余に渡って続いた特定の一場面で三種類を併用し続けた。「ぼく」と言いたいのにうっかり「おれ」と口走ってしまったなどの言い間違いでもない。しかしながらよく聞くと、A男なりの使い分けの根拠があるようだった。

A男によると、「こっち」「うち」の二つと、「おれ」とは、用法が異なる。

まずは「こっち」と「うち」について検討しよう。A男が一人称代名詞として使用する「こっち」と「うち」は、どちらも方向や場所を指示とする語だが、現代日本語会話において一人称代名詞として使用されることもある。「こっち」は国語辞典によれば「聞き手よりも話し手の方に近い場所やそこにある物、または、その方向」が語義であり、ということは、あらかじめ聞き手の存在と位置を含み込んでいる。よって、人称代名詞的に使用する場合は、聞き手である他者を――「そっち」「あっち」として――空間的に定位して、それとの対比あるいは対立として自己を捉えていると考えられる。アックンの「ここ」も、治療者との空間的相対的位置関係の中で生成された点で、同様である。また一方、「うち」も、「そと」との対立として元来、場所あるいは空間を指示する語である。人称代名詞としては、関西地方の女性が用いることが多いとされる。(13)筆者は現在関西地方に在住しているが、確かに女性が一人称単数代名詞として「うち」を使用しているのをしばしば見聞きする。しかし周囲の知人たちの意見を聞いてみても、男性の使用はかなり例外的であり、筆者も聞いたことはない。京都のごく一部などで使用されているかもしれないが、A男が生育し在住する地域では男性には使用されないと言ってよい。実際に、A男は「うち」の使用は女みたいだから止めろと妹から注意されている。が、それでも使用しつづけるということは、ASDの特性である切り替えの困難のせいもあるかもしれないが、使用をやめようとする様子もまるで窺われないのだから、A男は「うち」への強い傾向を持っているのかもしれない。A男自身は、「こっち」と「うち」は、「他人と話しているときについつい出てきてしまう」と説明する。A男の「こっち」と「うち」は、筆者という「他人」が面前にいると、他人への対立として、つまり他人を「そっち」、「そと」と見做し、それに比較してより近接した場所として、自己を捉える構えから生じているのだと思われる。要するに、A男の「こっち」も「うち」も、アックンの「ここ」も、自己に近接する場所として自己を示している。

しかし考えてみると、「自己に近い場所が自己である」というのは、トートロジーであろう。一体、何が何に近く、「うち」や「ここ」は結局何を指しているのか？　本稿全体を通して、この問題を考えていきたい。

(3)「これ」(Russell) としての私

「ここ」のような指示語と個物との関係については、イギリスの哲学者・論理学者のRussell B. の理論が示唆的である。Russell[14]によれば、話し手が「現に感覚している対象を指す」、「これ」や「あれ」だけが、真に個物を意味する語、つまり固有名である。そして、「これ」や「あれ」には「非常に奇妙な特徴」があるという。「ある個物を面識している間は、それを指す名前として『これ』を使うことができます。(中略)『これ』を厳密に、現に感覚している対象を指すために使うときだけ、『これ』は本物の固有名なのです。またそのように使われるとき、固有名には非常に奇妙な特徴があります。すなわち、一定の間隔が空いた二つの時点で固有名がおなじ物を意味することは極めてまれであること、そして話し手と聞き手にとっておなじ物を意味することはないということです」。Russell のいう真の固有名「これ」は、「ある個物を面識している間に」、言い換えると「現に感覚している対象を指すため」にのみ、使用されることに注意されたい。「面識」の原語は acquaintance であるが、この語はラッセル哲学の専門用語としては「感覚を通じて何かを意識していること」という意味であるという[15]。また、Russell の別の論文では、「[主体] Sが [対象] Oを見知っている acquainted と言うことは、本質的には、OがSに現前している O is presented to S と言うのと同じことである」[16]とされる。アックンの「ここ」は、視座の中心点に近接した場所に現に知覚され意識されている領域であるのだから、「これ」に類似した概念だと思われる。A男の「これ」も、話し手に近い場所やそこにある物を指す語である。Russell によれば「これ」が指す対象はその都度変化するが、「ここ」もアックンがそのときにいる場所（とその近辺）であるのだから、いつも絶えず異なる。論理学者の飯田隆は、真の固有名は「これ」であるという Russell の議論を紹介した上で、「まったく同様の論法で、たとえば『私』も本来の名前であると論ずることはできないだろうか」[17]と提案した（Russell ならばこのような固有名の主体化を否定することを飯田はもちろん承知した上で）。つまり、「これ」と「私」とが同様に本来の名前つまり真の固有名であると示唆した。しかし上述のように「これ」はありとあらゆる個体を指示し、常に変化する。[18]Russell は講演の後で、物の名前つまり「これ」が絶えず変化するなら、何も主張ができなくなるのではないかと質問を受けた。Russell の答えは、「一分や二分は『これ』を維持できます」というものである。「すばやくやれば、『これ』が消えてしまう前に、少しくらい議論を前進させられます」。主体がこのようにわずか一、二分しか存続しないというのは、主体であるということに反しているようにも思われる。しかしA男や後に見る症例B子における主体の在り方の易変性（アックンも同様の可能性はあるが、報告からはわからない）を考えると、むしろASDにはとてもよく符合するのである。むしろ、〝「これ」としての主体〟は、ASDにおける様々な重要な特徴を見事に表しているとさえ言える。さしあたり以下の四つがあるだろう。まず、Russellが「これ」の「非常に奇妙な特徴」として挙げたことに関連して、〈話し手の「主体」を聞き手とのあいだで共有することの困難[19]〉、〈主体が通時的な同一性を保つことの困難[20]〉。そして、「これ」はありとあらゆる個体を指示して常に変化することから、〈主体と他のあらゆる個体との親和性〉、〈主体の易変化性〉――この二つの特徴がA男とB子において鮮明であることは、後で見ていくことになろう。〝「これ」としての主体〟は斯様に移ろいやすいものであるが、それでもやはり、常に変化せずに必ず持続するものもあるように思われる。それは、アックンならアックンが、「ここ」を今、現に感覚しているということである。「ここ」がどこを対象としているかは、その都度絶えず変化するが、アックンが「ここ」を「今、現に感覚している」という、アックンと「ここ」との間のこの直接的な関係だけは決して変わらない。ASDではこうした直接性の実感は、強いものである。だからこそこの直接性の感覚に「ここ」「こっち」などの名を与えることができているのではないか――元来は指示語の使用は苦手であるにもかかわらず。ASDのうち一定以上の知性を持つ者は、遅かれ早かれ何らかの一人称代名詞（あるいはその代替）を獲得するが、彼らはこの直接性に依拠することで何とか、「ここ」や「これ」に一人称を与えているように思われる。だからそう堅固なものではない。また、その直接性をもってしても、ASDの患者たちにおいて他ならぬ〈この私〉があるという実感は醸成されないようである。なぜ、強い直接性が、一人称主体には関係づけられても〈この私〉には至らないか、と言う問題は難解ではある。おそらく一つには、

〈この私〉は他者による媒介を経由することで成り立つのだろう。一例として、ASDの患者は、鏡に映った自己、他者の目に映る自己を、自己自身と見做すのが難しいが、詳しくは拙稿[21]をご覧いただけると大変有難い。

3 ASDにおける他者の不在と「私」の拡散

(1) A男の他者不在の世界

さて、A男は一人称を三種類使用していた。残りの一種である「おれ」は、比較的高い頻度で聞かれた。「おれ」は「誰も聞いていないときは、独り言みたいなかんじで」発語されるという。しかし筆者との面接で「おれ」は比較的頻用された。すると、筆者との面接はA男にとって「独り言」に近いということになる。「独り言」ということは、面接中のはずの筆者は、A男にとって一人の他者とは見做されていないのだと思われる。もちろん誰でも、他者と居合わせている場面でふと自分一人の世界に入り込んで独り言を口にすることは皆無ではないのだから、それのみでASDの特徴とは断定できない。しかし筆者の経験では、A男の「おれ」の頻度は先述のように比較的高く、また筆者に向かって話しているとしか思えないときにも「おれ」は使用された。つまり、筆者と対面し対話しているときでもA男にとっては「誰も聞いていない」世界、自分ひとりの世界、つまりは独我論的世界なのだろう。上で検討した「こっち」と「うち」には、面前の筆者という他者の存在が組み込まれていた。「おれ」を使用しているときのA男の世界は、「こっち」と「うち」の使用とは異なっていることがわかる。ただし面接中にA男は「おれ」ばかり使用するのではなく、しばしば「こっち」と「うち」も使用するのだから、筆者をそこにいる「他人」と見做すこともあれば、見做さずに自分ひとりだけが存在する世界に陥ることもそれぞれあるということになる。つまりA男と他者との在りかたはとても移ろいやすいのである。

　このように、A男の一人称単数代名詞の使用の揺らぎは、面前にいる筆者がどうやら存在したり不在になったりすることが反映されているようである。しかし面前にいる者が不在になるとはいったいどのような事態なのだろう。

(2) B子と「私」の拡散

次に示す成人女性症例B子は、一見したところは一人称単数代名詞「私」の使用に明らかな問題を認めない。しかし本人によく聞くと、B子における「私」という語が指すものは決して安定して存在しているのではなく、むしろそのありかたには瞠目すべきものがあるように思われた。B子の言葉に耳を傾けてみよう。

　B子にも、症例として学術研究の場で発表することについては口頭で本人の同意を得ているが、症例のプライバシー保護に十分配慮し、家族歴は省略、生活史および病歴も必要最低限の内容とする。

【初診時二〇歳代　女子大学生　B子（自験例）】
　始語・始歩の遅れは不明。小学校に上がるまで納豆ご飯ばかりという極端な偏食で、また特定のぬいぐるみはボロボロに傷んでも決して捨てず、道順や座席などは必ず一定でないと気が済まなかった。小学校のときはテストの点が思うようでないと教室でいきなりテスト用紙を破り捨てたり、同級生からからかわれると突然同級生を叩いたり教室の窓から飛び降りようとした。花や虫を何時間も眺めているのが好きで、図鑑を愛好して知識も豊富なため、「花博士」と言われていた。対人関係は苦手で、人を好きとか嫌いとかいうことがよく理解できないと言っていた。

学業成績は優秀で、国立大学に現役で合格した。体育会系部活動のマネージャーになったが、暗黙の了解がわからないために意図せずしてルールを破ったり、「自分のことばかり話す」などの言動を周囲から責められるようになり、抑うつ状態となって自殺企図を起こし、学生相談施設に来所した。

卒業からしばらくたった現在は、学校社会から解放され、非常勤ではあるがあまり協調性を求められない職を得て、また理解あるパートナーとも出会い、B子は感情も行動も全体としては安定しつつある。

さてB子は、自分が人生の中で一人称代名詞を使用し始めた状況を比較的明瞭に覚えており、幼稚園入園後の、四、五歳のことだと言う。

「人が自分を指す時に『私』という言葉を使用することは本やビデオ教材に触れるうちに学習しました*」。

（＊以下ではB子の語りを鍵括弧で示してあるが、敬体で書かれている部分はB子が筆者に送ってくれたEメール、常体は、筆者が面接中に書き取った記録による。）

「言葉の学習に関しては、本やビデオ教材が大きいです」。「それに加えて同級生の言動から〝男性は自分を『ボク』や『オレ』と言うもので、女性は自分を『ワタシ』や『アタシ』と言うものだ〟という理解もしていたように思います。〝『私はどうやら女の子であるらしく、そうであるならば『ワタシ』という言葉を使うのは当然のことだ〟という理解のもと、自分を指す言葉としてそれを使い始めました」。

自己像についてB子は、幼稚園に入る前頃は、鏡に映った自己を見ても、「鏡に映っている人がいるな、と思ったような……でもはっきり覚えていない」。「幼稚園の頃、人から声をかけられるということは、私にも顔があるんだな、物理的にいるんだな、と思った」。しかし成人になった現在でも（自己）像が自己であるという実感は乏しく、鏡に映っている像は「ただ、映っている。自分の体だと思っても、そうしたイメージはすぐほどけてしまう感じ。定期的に結び直さないといけない」。「定期的に『私』という言葉を使わないと私がほどける」。私がほどけるとか結び直すとはどのようなことかと筆者が尋ねると、「普段の私はいつもどこか上の空で『私』という意識があるのかどうかも怪しい状態です。他者と接していると、他人の言葉や言動が自分と入り混じって自分が何を考えているのかどういう思想かなどが混乱してくることがよくあります。そんな時に『私』という言葉をもって他者との線引をすることでほどけた自分を整える必要性を感じます」。

「私は『自分が知って（覚えて）いること、いないこと』と『他人が知って（覚えて）いること、いないこと』をよく混同してしまいます。具体的に言えば、何か物事を話す時に『私の知っていること』が他人にとっては『知らないことでありうる』という前提のことを忘れてしまいます。逆に、『私が覚えていないことなら他人も覚えていない』と考えていたこと、『私が覚えていなくて他人が覚えていること』にぶち当たって困惑することもあるといえばあります。（中略）言語化すれば、「私が知って（覚えて）いること、いないこと」と「他人が知って（覚えて）いること、いないこと」が違うことは意識できるのですが、言語が追いつかないところになるとどうしても忘れがちです。」（括弧内はB子）

また、次のような体験も度々あると言う。「仕事中に作業と自分が一体化する。自我というものがなくなって、作業そのものが存在しているかんじ。過集中しているということだと思う。職場ではそれを注意された。作業（例えば、大量の商品一つ一つにサービス品を添付していくなど、単純で連続的な作業）に集中しすぎて、（レジでは客が待っているのに）レジに行けなかった。過集中しているときは、無の状態。無のほうが自由な感覚という

か。」（括弧内は清水）

「過集中していると、時間の進むのが早い。虫とか植物を眺めているときも過集中。それ以外にも、デパートのガラス工芸展に行って、『このガラス細工、無限に眺めてられる』と思った。」

「普通の人にあるかどうかわからないんですが、目の前の物が壊れると、痛いイメージ。食器とか、植木鉢とか（注：植木鉢はB子の職場に多数あった）」。

よく聞くと、その物を愛用していたとか愛着があったなどとは関係なく、視界の中にあるものが壊れると、「痛い」のだと言う。また痛みの種類はその物体の損傷の様態に対応すると言い、「裂けた物や割れた物の場合は、皮膚が裂けたような痛み、擦り傷の場合は皮膚を擦りむいた痛みというように」。

B子の一人称代名詞の習得は、本、ビデオ、同級生たちに対する、冷静な観察・ルールの発見・学習に基づいている。定型発達者たちであれば幼少期にいつのまにか意識せずに身に付けた言語や習慣を、極めて意識的に学び取る（ときに、学び損ねる）姿は、知性の高いASDの患児・者において頻繁に認める。B子もそうであるように、ASDを持つ者の多くにおいて、言語や習慣を学び取る相手としては、じつは生身の人間は必ずしも適していないようである。人との会話は、展開の予測が難しく、目に見えず、即座に消えてしまう――つまりASDの認知特性に悉く逆らっているからであろう。それに対して本やビデオなど、視覚的に確認でき、変化せずに繰り返し経験できるものは好適なようである。さて、B子は生身の人間のこともよく観察しており、話者の性別による一人称代名詞の使い分けのルールも発見し、正確に身に付けた。同じ頃に、自己像を漸く発見している点も興味深い。自己を一人称で指すことと、ある像が自己像だと認めることは、関連があるのかもしれない。しかし自己像に対しては、成人となった現在でも、「ただ、映っている」という認識で、自己である実感は乏しいということだった。自己であるという実感のためには、「定期的に『私』という言葉を使わないと私がほどける」。ここでは「『私』という言葉」と、「私がほどける」の二種類の私が使い分けられているが、後者の私は、自己あるいは主体と読んでもよいかもしれない。B子の、主体としての私や自己像は、「私」という語で一時的な「結び直し」はできても、容易に「ほどける」ようである。

「私」がほどけるとか結び直すとは、しかし、どういうことだろう。「私がほどける」という表現は、ASDの当事者研究で知られる綾屋紗月[22]がその著作で使用しているのをB子は知っているので、援用したのだと思われる。綾屋は「私がほどける」と言うとき、他者の表情や動作などが「侵入」し、真似したいなどの意思にかかわらず真似のように表出してしまうこと、などの意味で使用している。意思に係わらないので、綾屋はこれを「反射に近い」と表現しているところが興味深い。「私を結び直す」という表現は、B子の発案らしい。なお、ASD当事者の藤家寛子[23]は、疲労時などに「関節がつながらない」「身体がなくなる・バラバラになる」という体験がしばしば起こることへの対策として、自分で様々な体操のような運動を編み出し、「自分の体取り戻し用マニュアル」として記録している。これも、身体のレベルでも私は「ほどける」こと、藤家はそれを「結び直す」ためにマニュアルを作成していると解釈できる。ASDを持つ患者にとっては、私がほどけるという事態や、結び直すという作業は、決して稀有な異常事ではなくむしろ日常であることが見て取れる。

「『私』がほどける」についてB子に尋ねると、説明はいつも、症例提示の記載の通り、そもそも普段も「『私』という意識があるのかどうかも怪しい状態」で、他者と接していると、「他人の言葉や言動が自分と入り混じって自分が何を考えているのかどういう思想かなどが混乱」することがよくあるといったものである。他人の言葉と言動が自分のものと入り混じって自分が何を考えているのか混乱するとは奇妙であるが、自分の知と他者の知とを混同するという同様の訴えが後続する。実際、こうした訴えはB子との面接ではしばしば聞かれるところである。さらに注目されるのは、B子の、主体としての私が混淆するのは、他者に対してだけではない。単純作業に熱中して「仕事中に作業と自分が一体化」したり、植物、昆虫（B子は幼少期から、花や虫を二、三時間も眺めていられる）、美しいガラス細工などに夢中になって、時間を忘れ、我を忘れる。このような没頭状態におけるまさに忘我の状態を、B子は「自由」な感覚と言う。邦訳もなされた自伝で名高いオーストラリアのASD患者Williams D.[24]も同様の体験を「美」と呼ぶところを見ると、ASDの患者たちにとってある種の快の感情を喚起するのだろう。ただし、B子が一体化するのは、お気に入りの物体や生物や単純作業だけではなく、単にそのとき目の前にあった、特になじみのない物体にまで及ぶ。誰しも、愛着のある大切なものが壊れると、一種の衝撃や痛みに近いような感覚を感じることはあろう。しかしB子によれば、その物を愛用していたとか愛着があったなどとは関係なく、ただそのとき視界の中にあるものが壊れると「痛い」。しかも、痛みの種類はその物体の損傷の様態に相関し、物が裂けると自己の皮膚が裂けたような痛みとまで言うのであるから、「目の前にある物が壊れると、痛いイメージ」において、B子の知覚の場は自己の物理的身体を超えて「目の前にある物」にまで拡がっていると考えざるを得ない。また、先述の「接している他者の言葉や言動が自分のものと入り混じる」という訴えは、知覚だけでなく発話や行動や知の主体までも、ASDにおいては、一定の限定された場所――定型発達者ではそこが自己とされる――を容易に越境して、今、接している他者と混淆することを強く示唆している。

このように、今接している、今ここにある、あらゆる人も事物も漠と混淆した全体こそが、ASDの自然な自己あるいは主体のありかたなのだと思われる。そこでは自他の区別も自己と事物との区別さえも不明瞭であり、全てが自己である代わりに、自己の持つ唯一性や特権性、他との非対称性は認めがたい[25]。つまり、この場合の自己は、〈この私〉とは言えない。さてそうすると、そもそもこうしたありかたは自己とか主体とかと呼ぶべきなのだろうか？　知覚も欲求も持ち、発話や行動も可能な以上、何らかの意味で主体であることは否定できない。しかし、唯一無二であること、能動的な主権を持つことなど、個としての私が必ず備えていそうな条件はそこには認めがたいのではないか。それでは、個ではないのであれば、〝主体としての全体〟はいったいどこに位置づけられるか。その限界はどこにあるのか。B子が視界にあるいろいろの人、物に広く同一化していることから推察されるように、視界全体、あるいは視野に一致すると思われる。

主体としての全体は視野に一致する、とは、奇妙な主張に思われるだろうか。しかし、アックンが「ここ」を名指さして意識を向けたことは一人称代名詞に通じ、同様にA男が「こっち」を一人称とし、B子は、接している他者、眺めている虫・花・工芸品、視界にあるあらゆる物と一体化することから窺われるように、ASDにあっては、今見えているこの世界と私との間に明確な区別は乏しいと思われる。飯田の指摘する、Russellの「面識」している「これ」と「私」との関係も想起されたい。逆に、今ここにないものの想像は困難である。「あるのはこの世界だけ[26]」なのである。すると視野の外部という世界は彼らにとって存在しないのかもしれない。

（3）視野と私

視野の中の諸事物、そして主体のありかについて問い続けた哲学者として、Wittgenstein L. がいるだろう。「(私が）他人の口の中の歯に痛みを感じること」、「誰かが他人の身体に、あるいはたとえば家具に、あるいは何もない場所に、痛みを感じている、と言われて当然であるようなケースが、無数にさまざまに考えられる」などの言葉は、いわゆる青色本や『哲学的探究』に繰り返される。知覚の場が自己身体を越境して他者や物体にまで及んでいる点で、B子への近さを感じさせないだろうか。とは言っても、二〇世紀前半のオーストリア出身の分析哲学者の授業ノートや著作と、現代日本のB子と精神科医との面接記録とを同列に論じるには、慎重な態度が求められよう。それでもなお、Wittgenstein の哲学的思索は自閉症者の経験構造の表現となっている（「示している」[27]）可能性を探ってみる価値はあるだろう。

Wittgenstein は青色本[28]の後半で、いま何かが見えているということとその見ている主体は誰であるのかについて考究し続けた。彼は問う。歯が痛むので、歯の周辺の頬を手でさすろうとしたら、手がテーブルの縁に触れているのが見えたら、あるいは、他人の頬をさすっていたら、テーブルにある歯痛、他人の歯にある歯痛と言うべきか。これらの場合、誰の痛みなのか。この問いは、ひいては「私が感じるのは私の痛みだけである以上、他人が痛みを感じるという想定はいったい何を意味しうるのか」という、他者の感覚の実在性への独我論的な疑念に帰結してしまう。Wittgenstein は、独我論の最も納得のいく表現は「およそ何かが見られている（実際に見られている）なら、それを見ているのはつねに私である」であるように思えると述べ、この場合の「つねに私」とは誰であるのか、悩ましげに考えを巡らせる。そうして以下のような一節が続く。

> 私を誘って「およそ何かが見られているなら、それを見ているのはつねに私である」と言わせたものに、私はまた「いつであれおよそ何かが見えているなら、見られているのはこれである」と言うことによってもまた屈服することができた。そういう際には、「これ」という語とともに視野を包み込むような身振りをする（がしかし、「これ」によってその時点でたまたま私に見えている個別的な対象を意味することはない。）

そして、こう言うかもしれない。「私は視野それ自体を指しているのであって、その中にある何かを指しているのではない。」そして、これはただ最初の表現が無意味であったことをさらけ出すのに役立つだけである。[29]

Wittgensteinが「視野それ自体」を辛うじて指して（包み込んで）言った「これ」は、B子のほどけて拡散した私にとても近いように思われる。そこでは個々の事物は、他者身体はもちろん自己身体さえも、独立性や同一性が揺るがせになって混淆している。ASDの患者の私はしばしばこのように拡散していると思われる。ほどけて視野に拡散した私が、私であることの特質をほとんど失っていることに符合して、Wittgensteinも正当にも、「視野全体」を「私」とは呼んでいない。そうして、じつは、そもそもの前提であった「感覚している私」の存在すら不確かになってしまうのである。このことは、後でもう一度見てみよう。

Wittgensteinの「これ」が視野自体を指すのに対して、Russellの「これ」は、今、現に感覚している物に与えた名前だった。つまり視野全体というよりは、特に意識が向けられた一部分空間に局在化している。アックンの「ここ」やA男の「こっち」と「うち」では、Russellの「これ」における名付けに近いことが行われていると思われる。B子の「私」も、問題なく使いこなされている（きちんと結ばれている）ように見える限りは、同様だろう。ただしB子は四、五歳の頃に一人称代名詞を初めて使用した経緯を「人が自分を指す時に『私』という言葉を使用することは本やビデオ教材に触れるうちに学習」と回顧している。この言辞はもちろん四、五歳時点のものではないにしても、他者にもそれぞれの「自分」があり、他者自身がそれを「私」という名で呼んでいることに気づいており、B子自身にも呼ぶべき「自分」があったこと（これが他者の「自分」に相当するとは限らないにせよ）などが、B子がアックンやA男に比べて、一人称代名詞の使用においてより自然であることの背景だと思われる。

4　私は存在するか

ASDにおいては、ほどけて視野全体に拡散した私ならぬ私が日常ではあるが、もう少し局在化させて、「私」あるいはその代替の語で指すこともあることを見てきた。

そうすると、私ならぬ私と、「私」として指された私との関係はどのようであるのか、「私」を指すという言語行為の主体は前者の私ならぬ私なのか、そもそも、ASDの患者の多くは一見したところ知覚も欲求も持ち、発話や行動も可能であるのに、〈この私〉ではないとはどういうことか――等の疑問が湧く。引き続きB子の言葉を追ってみよう。

【B子　症例提示2　承前】

B子との面接では初診時からしばらくのあいだ、希死念慮や自殺が問題となっていた。現在では希死念慮はかなり薄れているものの、時に話題となることがある。B子は以下のように語る。「大学二年頃、死にたいという感情があった。同時に、殺したいという感情もあった。『死にたい』というと語弊がある。休みたい、この生命活動を止めたい、自我を止めたいという感じ」。「自殺というのも結局は、自分と言う人間を殺害する行為。自分を殺すのと他人を殺すのと、それほどの違いがあるのか。自分というのが物理的にいて、他人がいて、それを離れたところから見ている自分がいる。その自分が殺すことを選んだことには変わりはない」と言う。すると「離れたところにいる自分」がいちばん自分らしいのかと筆者が尋ねると、「うーん、何ですかね、自分ですらないのかもしれない」と答える。

表現の強烈さにばかり目を奪われることなく、虚心に耳を傾けたい。そもそも死生観が独特であることが窺われるが、本稿ではその問題は取り扱わない。「自分というのが物理的にいて、他人がいて、それを離れたところから見ている自分がいる。その自分が殺すことを選んだことには変わりはない」。視野の中に複数の身体が物理的に存在している。その複数の中に自己身体、そして他者身体が含まれている。そしてその自己身体から離れたところに、自己身体や他者身体たちを見ている自己がいる、そしてその身体たちのうちの誰を殺すのかという、殺す対象を選ぶことができるのは、後者の、〝見ている自己〟である。さらに〝見ている自己〟が、殺す対象として自己を選ぼうと他者を選ぼうと、選ぶということ自体には変わりはないと言っている。自殺と他殺とが、どちらを選択するかというわば等価な問題になっていることも強く注意を惹くが、後で触れることにして、ここでは、〝見ている自己〟の優位性について検討しよう。〝見ている自己〟は、身体的な自己と違って、選ぶ、殺す、そしてもちろん、見る、などの能動的な主権性を賦与された存在者であるように見える。これは、唯一無二の、他ならぬこの私というべきであるように思われる。しかしB子によれば、「自分ですらないのかもしれない」。なぜ行為の主体が自分ですらないのか。

以下は再びWittgensteinの青色本からの一節である。

さて、「およそ何かが見えているのなら、それを見ているのは常に私である」と言うとき、どんな種類の人格の同一性が指し示されているのか、自問してみよう。私がこのように言うとき、見えることのこれらすべての事例が共通に持っていて欲しいと私が思っているものは何だろうか。一つの答えとして、それは私の身体の外見ではない、と自分に告白しなければならない。私が何かを見ているとき、いつも私の身体の一部も見えているわけではない。そして私の身体は、もし見えている諸事物の中に見えているとしても、つねに同じものとして見えていなければならないわけではない。（中略）そしてそのことについてもう少しじっくり考えてみると、私の言いたかったことは「およそ何かが見えているときにはつねに、何かが見られている」ということであったことが分かる。すなわち、見えているという全体験を通じて連続していると私が言ったものは、「私」という何らかの特定の存在者ではなく、見えるという体験それ自体であったのだ、と分かるのである。(30)

Wittgenstein は、見えているという全体験において、そこに通底する「見ている私」という存在者が常に同一性を保持しうるかを問うた。ここでも、私の身体の外見が見えることは、見えている私の同一性を支持しないようである。つまり、Wittgenstein の議論においてもB子においてと似て、自己身体は、私が私であるための役割を果たさない。熟考の末、Wittgenstein は、見えるという行為に通底する特定の存在者は存在せず、存在するのは見えるという体験それ自体だと分かったと結論づける。B子の「見ている自分」はじつは「自分ですらない」のと同様、「見ている私」は消失してしまうのである。自己身体と他者身体たちがただ物理的身体の群れとして等価に実在している世界、そしてそれがただ見えているという事実、見る主体のような「私」というものを欠いた、事実だけが存在している世界。筆者はこの世界に対し、『論理哲学論考』における、有名な独我論と主体論を想起せずにはいられない。

5.632　主体は世界に属さない。それは世界の限界である。
5.633　世界の中のどこに形而上学的な主体が認められうるのか。君は、これは眼と視野の関係と同じ事情だと言う。だが、君は現実に眼を見ることはない。
5.64　ここにおいて、独我論を徹底すると純粋な実在論と一致することが見てとられる。独我論の自我は延長を持たない一点に収縮し、残るのはそれと対置していた実在だけとなる。[31]

B子の言う「離れたところから見ている自分」は、世界に属さないという意味で、存在せず、ただ見ているという行為だけが存在すると言えるだろう。B子の言う「自分ですらない」もこの意味で理解できる。じつは永井均[32]は、Wittgensteinの「見えていること」が無主体論に帰結するような議論を、素人臭く当たり前だと言っている（ここで言う無主体論の主体は、本稿の「ASDではある種の主体は成立しているが、〈この私〉は存在しない」という議論においては、〈この私〉の方に当たると思われる）。おそらくそうなのだろう。しかしASDの臨床においては、この私の不在の意味は決して小さくない。自らの主治医も含めて世の圧倒的多数が、人はこの私なしに生きられるのだということを想像もしたことがない中で、いかに生きるか、という困難な実践の問題を伴うからである。

【B子　症例提示3　承前】

「私は〈この私〉というのは幻想に過ぎないと思っているところがある。仮に自我というものがない人がいたら、どんな存在なのか。……個人的な感覚で言うと、自分の存在はクラゲ。水なのかクラゲなのかが曖昧。薄いゼラチンがクラゲたらしめている唯一の器官。（B子の知人たちの中には、知人たち自身のことを譬えて）猫と言っている人が多い。協調性がないところを猫に譬えた。私は猫っていうほど生物の形をしているんだろうか。猫よりも、外界との境界が曖昧。」

B子は、自分が〈この私〉というものがない人、自我というものがない人（もちろんB子は自我と〈この私〉を区別していない、というより区別できない）であると自覚している。そして自分をクラゲに譬えた。形は常に移ろい、外界と内界の物質的組成の違いもわずかで、「水なのかクラゲなのかが曖昧」なのである。B子は視野にある実在としての物理的身体たちのひとつとしての身体を局在化させて、実感は乏しいがどうやら「私」の体らしいと認知できるようにはなった。しかし、（自己の）存在の場所にしては、身体はじつにのっぺりと拡がり、曖昧模糊で境界不鮮明な存在である。本稿ではB子の言語や運動や感覚の主体がB子の物理的身体を容易に越境して拡散することを繰り返し指摘してきたが、ここでB子自身の言葉から改めて確認できる。そのような拡散した領域を敢えて局在化して「私」と呼ばなければならないＡＳＤの患者たちは、如何に不自由を強いられているかが偲ばれる。

5　おわりに代えて

本稿を最後までお読みくださった方は、B子の観察に驚かれたのではないか。B子は筆者の精神病理学論文に関心を持ってくれるので、下書きや別刷を時々渡している。数ヶ月してこちらが忘れた頃、目の覚めるような返事が届く。「私は〈この私〉というのは幻想に過ぎないと思っているところがある」という言葉は、そうした返信の中の一節である。論文で〈この私〉というものを特権視する筆者への反論の意味があったのだと思う。或る様態を、「正常」とされる側との比較でしか記述できないのは、医学モデルによる論文の限界である。本稿では、ASDにおける存在様態を、できるだけ欠如態ではなく記述できればと考えたが、筆者自身の存在様態からくる限界もあろう。解決が容易だとは思わないが、限界にわずかずつでも接近していく作業を今後も続けていきたい。

参考文献

（1）Kanner, L.: Autistic Disturbances of Affective Contact. *Nervous Child*. 2: 217–250, 1943.
（2）Asperger, H.: Die „Autistischen Psychopathen“ im Kindesalter. *Archiv für Psychiatrie und Nervenkrankheiten*. 117(1): 132–135, 1944.
（3）Wing, L.: Asperger's Syndrome: A Clinical Account. *Psychol Med*. 11(1): 115–29, 1981.
（4）Wing, L.: Autistic Spectrum Disorders. *British Medical Journal*. 312: 327–328, 1996.
（5）小山内實、酒木保「自閉症児をどう見るか」『現代のエスプリ 二二〇 乳幼児期の精神病理』（森省二編）一三二―一四四頁、至文堂、一九八五年。

（6）村上靖彦『自閉症の現象学』勁草書房、二〇〇八年。
（7）河合俊雄（編著）『発達障害への心理療法的アプローチ』創元社、二〇一〇年。
（8）内海健『自閉症スペクトラムの精神病理——星をつぐ人たちのために』医学書院、二〇一五年。
（9）Bettelheim, B.: *The Empty Fortress: Infantile Autism and the Birth of the Self*. The Free Press, New York, 1967.
（10）Lee, A., Hobson, R. P., & Chiat, S.: I, You, Me, and Autism: An Experimental Study. *Journal of Autism and Developmental Disorders*. 24: 155–176, 1994.
（11）酒木保「自閉症児の治療過程にみられる機能空間の獲得と人称言語の出現との関係について」『心理臨床学研究』九巻三号、三二－四三頁、一九九二年。
（12）デジタル大辞泉　小学館：こっち　https://dictionary.goo.ne.jp/jn/80068/meaning/m0u/
（13）デジタル大辞泉　小学館：うち　https://dictionary.goo.ne.jp/jn/19186/meaning/m0u/
（14）Russell, B.: The Philosophy of Logical Atomism. *The Collected Paper of Bertrand Russell*. 8: 157–244. George Allen & Unwin Ltd., London, 1986.（高村夏輝訳『論理的原子論の哲学』筑摩書房、二〇〇七年。原書初版は一九一八年。）
（15）文献（14）中の高村による解説。
（16）Russell, B.: Knowledge by Acquaintance and Knowledge by Description. *Proceedings of the Aristotelian Society*. 11, 108–128, 1910.
（17）飯田隆『論理哲学大全』勁草書房、一九八七年。
（18）文献（14）参照。
（19）清水光恵「自閉について」『精神科治療学』一三巻一号、一三－一九頁、二〇一八年。
（20）清水光恵「他者の顔、私の顔」『発達障害の精神病理』（鈴木國文、内海健、清水光恵編著）星和書店、二〇一八年。
（21）同右。

(22) 綾屋沙月、熊谷晉一郎『発達障害当事者研究――ゆっくりていねいにつながりたい』医学書院、二〇〇八年。
(23) ニキリンコ、藤家寛子『自閉っ子、こういう風にできてます』花風社、二〇〇四年。
(24) Donna, W.: *Nobody Nowhere: The Extraordinary Autobiography of an Autistic Girl*. Jessica Kingsley Publishers, London, 1992.（河田万里子訳『自閉症だったわたしへ』新潮社、二〇〇〇年。）
(25) 清水光恵「自閉スペクトラム症における「わたし」の場所」『精神療法』四四巻三号、三四二―三四七頁、二〇一八年。
(26) 内海健『論理哲学論考』（Wittgenstein L.）の精神病理」『臨床精神病理』三八巻、三一―四六頁、二〇一七年。
(27) 福本修「「心の理論」仮説と『哲学探究』――アスペルガー症候群［から／を］見たウィトゲンシュタイン」『イマーゴ』七巻一一号、一四三―一六三頁、一九九六年。
(28) Wittgenstein, L.: *The Blue and Brown Books*. Basil Blackwell, Oxford, 1958.（訳は永井（二〇一二）（文献(31)参照）に拠った。）
(29) 文献(28)参照。
(30) 同右。
(31) Wittgenstein, L.: *Tractatus Logico-Philosophicus*. Kegan Paul, London, 1922.（訳は永井均『ウィトゲンシュタイン入門』（筑摩書房、一九九五年）および野矢茂樹『ウィトゲンシュタイン『論理哲学論考』を読む』（筑摩書房、二〇〇六年）に拠った。）
(32) 永井均『ウィトゲンシュタインの誤診――『青色本』を掘り崩す』ナカニシヤ出版、二〇一二。（なお、本稿の青色本の解釈は、本書を部分的に参考にした。）

私には見えないのに、あなたには見えるものって何？

森　一郎

1　なぞなぞとまちがいさがし

このたび、かねがね尊敬申し上げてきた木村敏先生主宰のシンポジウムでお話しさせていただく栄誉に浴し、畏《かしこ》まってお受けし早々に発表タイトルを決めて、シンポジウム事務局にお知らせしたのですが、思いついたままメールで送ってしまったあと、あっ、書き損じたらしいと気づきました。正確には、

「私には見えないのに、あなたたちには見える人って誰？」

とすべきだった、と。タイトルからして幾重にも訂正要で、お恥ずかしいかぎりです。「あなた」（単数）と「あなたたち」（複数）はそれほど厳密に区別しなくていいかもしれませんが、「何？」（本質）と「誰？」（実存）の違いは重要で、それに応じて「もの」（物象）ではなく「人」（人格）とすべきところでした。今回の私のお話もじつはこの区別が中心になります。そういう肝腎のところで間違うのですから、やれやれです。

ですが、根が呑気な性格で、「まちがいさがしという遊びもあるし、そう考えればいいや」と放っておきました。このタイトルはもともと、なぞなぞのつもりで掲げたので、まちがいさがしがそれにプラスされたわけです。残念ながら、難問ではありません。「何？」は「誰？」の間違いでは、とタイトルを見て思った人は、もうご名答です。そう、皆さんの多くがおそらくご存じのハンナ・アーレントの人格論からして、答えは、「――私。」です。

とはいえ、答えが出たから終わりというわけではありません。答えが出てから始まるヒマつぶしのような私探しの漫遊に、どうか、しばしお付き合いください。

私たち各人のありよう、その「人格」のことを、アーレントは、モノ的に規定可能な「何であるか」と区別して、「誰であるか」と呼びます。私は、一個の中年男性であり哲学研究者であり身長体重は……、といったこととは別に、いわく言いがたい「何者か」なのであり、その摑みどころのない当人性は、私自身には、逆立ちしても見えない。にもかかわらず、私が他の人びとの前に立って何かをしゃべり始めるやいなや、私以外の人びとの眼には、私という存在が手にとるようにありありと見える。

私には私自身のことが一番よく分かっていない――この自己不明現象は、古来さまざまに語られてきました。

真っ先に思い浮かぶのは、オイディプスの悲劇です。「朝には四本足、昼には二本足、夕には三本足の動物って何？」というスフィンクスの謎を解いてテーバイの王に収まった勇者は、じつは自分のことがまったく分かっておらず、残酷な運命に翻弄されます。『オイディプス王』のドラマはそっくり、主人公の自分探しのプロセスです。

哲学の原点ということでは、ソクラテスのアイロニーがやはり重要です。「汝自身を知れ」と命ずるアポロンに忠実であろうとした愛知者は、「ソクラテス以上の知者はいない」との神託を謎として受け取り、知者探しに乗り出す。それが、無知を暴かれた識者たちの恨みを買い、告発されて死刑となる。自己知の悲劇から哲学は始まったのです。

哲学史自体、自分探しゲームの壮大な連鎖のようなものですが、現代に比較的近いところでは、ニーチェが思い浮かびます。人間はどこだと尋ね回った小ソクラテス派よろしく狂人に神を探させたあげく、ツァラトゥストラという超人格まで産み出したこの漂泊者は、その物語のはじめのほうで、主人公に「精神の三変化《へんげ》」について語らせます。精神が、ラクダからライオンへ、さらに子どもに化けるという変身物語は、子どもから大人、そして老人へという、スフィンクスの謎にこめられた人間の一生の裏返しとなっています。のみならず、古典文献学者から勇猛果敢な哲学者へ転じ、最後は発狂してふぬけになる自分の生涯を、問わず語りしていたかのようです。

もう一人、自己知の謎に翻弄された哲学者として、ハイデガーを挙げておきましょう。『存在と時間』の主人公は、「現存在 Dasein」と名づけられます。自分自身の存在を気にして存在している、そのつどの私――この本の著者のみならず読者の一人一人――が、「ダーザイン」という名のもとに呼びかけられ、おのれの本来性を尋ねる自己解釈のプロセスに引き入れられます。死へと先駆しつつ、良心の呼び声に聴き従い、不安のうちに決意したその瞬間、状況における行為へ赴こうとしたダーザイン氏は、その後、どうなったでしょうか。フライブルク大学学長として「嵐の中に立つ」と大見得を切った哲学者に、自分自身は見えていたでしょうか。

以上四つの事例はどれも極端で、自分探しは破滅への道と一つです。だからやめましょうと言ってもやめられないのが難で、やめるのは人生やめるのと同じところがあります。ただ、自分探しの場合、いくら一生懸命探しても探し方を間違えると空振りに終わるということはありそうです。ここでも間違い探しが求められるゆえんです。

迷子にならないよう、最初に見通しを述べておきます。ハイデガーが打ち出した「誰か？」の問いを引き受けつつ、その本来性探しの方向を軌道修正したのが、アーレントです。そこに切り拓かれたのが、「公／私の現象学」であり、「ペルソナの政治学」です。アーレントに本来性志向はありませんが、事象領域それぞれに固有な場所を指定する、という意味での「本有化の出来事 Ereignis」志向ならあり、それは革命志向とすら言えるものです。

もしかして見通しをよくするどころか煙に巻いてしまったついでに、もう一点あらかじめお断りしておきます。今回のシンポジウムのテーマでは、「人称」という語が掲げられていますが、私のお話では、もっぱら「人格」という語を使います。自分ではずっと「人格」をめぐるシンポジウムと勝手に思い込んでいたため、もはや修正不可能です。この勘違いの段、お詫びするとともに、あら探しはご容赦くださいますようお願いいたします。

ただし、以下の文中には、間違い探しが一語セットされています。お楽しみください。

2 「何か」と「誰か」

ここ二十年来の私の研究テーマは、「ハイデガーからアーレントへ」です。その準備として、アーレントの哲学的主著『人間の条件』のドイツ語版からの翻訳『活動的生』の仕事に十年以上かけました（みすず書房、二〇一五年刊）。なぜドイツ語版が重要か。一つには、母語でのびのびと書かれた屈折度の高いヴァージョンのほうが、著者の皮肉屋ぶりが強烈に伝わってくるからです。そしてもう一つには、ハイデガーの言葉遣いとの符合が、テクストから手に取るように分かるからです。ハイデガーの思索を換骨奪胎して自分の思考を繰り広げている哲学者アーレントの神髄が、そこに見出されるのです。

と私は思うのですが、残念ながらそう思ってくれない人が多いのが実情です。ハイデガーに親しんできた人がアーレントのテクストをかじると、たいていこう反応します――「なんだ、アーレントの議論って、みなハイデガーの焼き直しじゃないか」。

私も昔似たような印象を抱いていたので、偉そうなことは言えませんが、ハイデゲリアンの傲慢さには、ときに腹が立ちます。「何 Was?」と「誰 Wer?」の区別はその最たるものです。ハイデガーからじきじきにこの区別を学んでおきながら、それを一言も断らないアーレントも相当人が悪いのですが、剝いで下痢アンには、これはコソ泥以外の何ものでもないと映るようで、ハイデガーの枠組を前提して物を考えている「群小思想家アーレント」を軽くあしらおうとします。そういう自分は棚に上げておいてなのですが。

私は、ハンナ・アーレントほどの皮肉屋はそういない、と心底思っています。ソクラテス以来、名うての皮肉屋を輩出してきた哲学史上でも傑出していることは、ハイデガーとの関わりにもよく出ています。ハイデガーが提唱した「何」――客体的存在 Vorhandensein または物件 Sache――と、「誰」――実存 Existenz または人格 Person――の区別をまっすぐ受け止めつつ、ハイデガーにおける「誰」探しの方向つまり本来性探究に、原理的な軌道修正を迫るからです。そもそも私って、私自身に捉えられるものなのかしら？　自分にとって一番摑みどころのない存在が自分自身だとすれば、自己の本来性を問い尋ねるという問題設定そのものが、あたら空を切るのみじゃないの。

ハイデゲリアンはここぞとばかり反論することでしょう。——まさにその「私が私自身にとって問題となる」というアウグスティヌス的テーマこそ『存在と時間』の出発点なのだ。ダーザインとは誰かという問いは、『存在と時間』においてさしあたり「誰でもありかつ誰でもない世間《ひと》」と答えられており、じつにそういう実存の摑みどころのなさをハイデガーは強調しているのだ。それをなぞっているのがアーレントの議論だ。

なるほど、ダーザインとは誰か、という問いは、世間という匿名的、非人称的な何者かにぶつかって、いったん跳ね返されます。『存在と時間』のダーザイン探しの屈折度の高さには、あなどれないものがあります。そんなことは百も承知でそれでもアーレントの繰り出す反問は、虚を突くものです。私には全然見えないのに、周りの人たちにはまじまじと見えているのが、私という存在じゃない？——この論点は、ハイデガーにはありません。

ハイデガーの場合、「公共性」とは、自己の自己性を希釈させ忘却させるものでこそあれ、誰かの問いがそこに回収されてしまうことはありません。世間から身をもぎ離し、自分自身へと投げ返され、単独化されてようやく、本来性への問いは軌道に乗るのです。その途上には、不安、死、良心といった関門が待ち構えており、それら一連の自己審問をくぐり抜けてはじめて、ダーザインは「おのれが在るところのものに成る」のです。

アーレントは、ハイデガーと違って、公共性を重んじた政治哲学者だと見なされています。もっと言えば、実存論的独我論からの脱出を試みた他者本位論者の一人だと考えられています。彼女は政治哲学が専門なのだから共存を中心に論じなきゃ話にならないからね、と分かったつもりになる人もいます。しかしじつは、公共性がいかに厄介なものかを、これでもかこれでもかと突きつけるところに、アーレントの公共性論の本領はあるのです。

一つには、「社会」概念の提起が重要です。日本語の「社会」とは、society の翻訳語だと言われますが、それにしても「シャカイ」はよくまあ骨の髄まで日本人のメンタリティに沁み込んだものだと感心します。アーレントによれば、公私の区別がそこに溶け込んで判然としなくなり、全成員がひとしなみにもちつもたれつそこで暮らすヌエ的な生活共同体が、「社会」です。「世間」と似ていますが、やはり違います。世間なら昔からありましたが、一応の限定性があり、たとえば「天下国家」とは別でした。公私が一体化した万人の実生活協同体、共生組織としての社会は、あくまで近代の産物です。「社会参加」「社会進出」「社会貢献」「社会復帰」等々が、どれも近代に特有の現象であるのと同様に。

ハイデガーの「世間 das Man」概念との違いは明白です。「ダス・マン」は実存カテゴリーであって、時代を超えて当てはまる普遍的共存現象です。プラトンの民主制批判もキルケゴールの大衆批判も、ついでに日本語の「世間」のニュアンスも、ダス・マンの考え方で説明できるしくみです。これに対して、アーレントの「社会」概念は――広い意味で「上流社会」とか「職人社会」とかいった言い方がされることもありますが――、伝統的な「公／私」の区別がなし崩し的に解消されてきた特異な時代ならではの、擬似公的領域であり、つまり、公的でも私的でもありかつ公的でも私的でもない無差別空間です。社会の脱領域性との対比において、公的領域と私的領域おのおのの意味を、両者を区別する意味ともども、くっきり浮かび上がらせているのが、『活動的生』第二章なのです。

公私の区別については次節で再論することとし、アーレントのもう一つの公共性論、その本丸に急ぎましょう。『活動的生』の中で「何」と「誰」の区別は、第五章の「行為」論に出てきます。「誰」は、一人じっと自分に向き合っている個人ではなく、人びとともに何事かを為し、互いに語り合っているまさにその行為者のありさまのことを表わします。「誰」に対する着眼そのものはハイデガーに負っているとはいえ、アーレントの人格概念の特徴は、あくまで言論活動中の相互共存におけるそれだという点です。本来性が失われるのではなく、その逆に、人格が如実に現われる場こそ、人びととの共存なのです。

　他者との共存をいかに論ずるか。これは、何を隠そう、『存在と時間』が火をつけた現代哲学の中心テーマです。ダーザインって誰?式の攻略法ではとうてい解くことができそうにないこの超なぞなぞに、以来かれこれ九十年、あまたの他者論者が挑んできました。アーレントはこの課題に、正攻法で臨みました——古代ギリシアに遡って問う、という仕方で。オイディプスやソクラテスが翻弄された自己知の謎の本場から、アーレントが探り当てたギリシア語が、「ダイモーン」と「エウダイモニア」です。古代の人格概念とおぼしき「ダイモーン」は、各人の守護神みたいなもので、これは福の神である場合もありますが、往々にして貧乏神や疫病神や死神だったりします。それに憑かれている本人には見えないのに、周りの人にはありありと見えるのです——肩のあたりに寄り添っているのが。

　この「ダイモーンのよきご加護にあること」が、「エウダイモニア」です。ふつう幸福と訳されますが、つかの間の幸せといったものではなく、ゆるぎなく確定した完了態において当人の実存を丸ごと形づくります。「死ぬまでは誰もエウダイモーンとは呼べない」ということわざの伝えられてきたゆえんです。この古代ギリシア式幸福概念は、日本語では「冥加《みょうが》」または「冥福」と言い表わせるのではないかと、私は思っています。

　それはともかく、自分が何者であるか自分には見えないのに他人には見られてしまうのは、恥ずかしいし不本意だとかいって人前に姿を現わさない人は、行為と言論の人ではありません。自分を外にさらすことに堪える力量のことを、古代ギリシア人は「勇気」と呼んだと、アーレントは指摘しています。公の舞台に登って人前に自分をさらし、語りつつ為すことによっておのれを現わすことが、ヒーローの条件でした。これはなにも、他者のために身を犠牲にすることではありません。自分本位の目立ちたがり屋がたくさんいて、お互いどうし自分を見せつけ合う、そういった対等な張り合いのアリーナこそ、「ポリス」と呼ばれる現われの空間にほかならない。これが、アーレントの「政治《ポリス》的なものの概念」の基本です。引っ込み思案とは正反対の自己顕示欲の塊みたいな、しかも口から生まれてきたような根っからおしゃべり好きの自由人たちが、言論つまりロゴスを恃《たの》みとして丁々発止しのぎを削り、激しく競い合うのが、行為つまりプラクシスであったというわけです。

　ここで注意しなければならないのは、「他者」はこの場合、自己を現わすためにいてもらわなくては困る存在、と見なされている点です。張り合いのアリーナに登場するには、張り合うに足る相手がいてくれなくてはなりませんし、その張り合いを注視してくれる人びとも当然いてくれなくてはなりません。つまり、他者の現前は、自己の存在を現われさせてくれるものとして必要なのです。自分本位に考えるがゆえにこそ、他人がいてくれることが大事なのです。しかしこれは、自分だけ目立てばいい式の自己中心主義と、必ずしもイコールではありません。競い合う相手どうし、ライバルならではの友情が芽生えますし、ひいては市民間の政治的友愛にもつながっていきます。自分たちの張り合いを目撃してくれる人びとがいてくれることを、悦ばしく思わないプレーヤーはいないでしょう。

　このように、アーレントの行為論で重視される「他者の現前」とは、「行為と言論における人格の開示」（『活動的生』第二四節表題）の成立条件なのであり、相手を思いやるとか、他者を助けるとか、苦しみを分かち合うとか、身を捧げるとかいった、他者論者お好みのテーマ設定とは異なります。自分を現わすには自分だけでは不可能で、他人にいてもらわなくてはならないから、相互共存が重要なのです。人は一人ではとにかく生きていけない、ではなく、自分を見てくれる他の人びとがいてこそよく生きられる。この共存の倫理は、お互いさまであり、一方的依存関係ではなく、独立した主体どうしの相互連帯であり、互恵的繁栄をもたらすものです。

ですから、他者性という言い方は、アーレントの場合、中心的ではありません。その代わりに用いられる根本概念が、「複数性 Pluralität」です。複数性は、まさしく行為の条件です。人格の開示性格からして、私たちは本来、複数であらざるをえないのです。

3　現われと隠れの戯れ

アーレントの行為論によると、「誰」は、自己自身には隠されているが、他者にはおのずと現われる――こういう議論を聞くと、またぞろハイデゲリアンは得意げに言い出すことでしょう、「それもハイデガーの受け売りでしょ、やっぱりアーレントって……」。

ハイデガーは、ギリシア語の「アレーテイア *alētheia*」を「隠れなさ Unverborgenheit」と訳し、「真理」という根本概念を、隠れているものがその覆いを取り払われてみずからを現わす、その「隠れなき真相」という意味に捉え返そうとしました。ハイデガーの理解する現象学が、古代ギリシアに結びつけられるのは、この「現われとしての真理」概念を介してです。それと、アーレントが『活動的生』で手がけた「真理概念の歴史」がどう関わるか、は重要ですが、今回は措きます。ここでは、公私の区別と関連するところに絞りましょう。つまり、公的なもの＝現われるもの、私的なもの＝隠されるもの、という二分法です。

公的＝光＝栄光、私的＝陰＝無名といった割り切り方は、古臭くてお話にならないと思われるかもしれません。

それに比べて、ハイデガーの言う「隠れなき真相」は、硬直した二分法ではなく、顕現と秘匿の奥深い戯れ合いだ、というわけです。こうなると、事は、ハイデガー派群小思想家アーレント疑惑にとどまらず、「公的／私的」という『活動的生』の根本区分をどう理解すべきか、という大問題に関わってきます。

「観照的生／活動的生」や「行為／制作」もそうですが、アーレントの持ち出す区別立ては、あまりに古色蒼然としていて付いていけないという、悲鳴または苦情をよく聞きます。しかしそうした区別が、むしろわれわれに耳障りな分だけそれだけ反時代的な発見機能をもつことに留意しなければなりません。近代という時代が、何百年にもわたって伝統的差別の撤廃をせっせと進めてきたことに気づかされるのです。アーレントは、公／私の区別を今さら持ち出せば、どうしようもなく反動的に見えてしまうことなど百も承知で、「公私の別って、そんなにどうでもいいものだったかしら？」と、われわれ近代的無差別主義者に向かって強烈な皮肉を投げかけているのです。そこには、近代という問題的な時代をトータルに捉えようとする冷静なまなざしがあります。

アーレントは、ハイデガーにおいては、「公共性」が光を放つのではなく、逆に「一切を暗闇にしてしまう」（『存在と時間』第二七節）と記されている点に注意を促し、「暗い時代」を象徴するものと解しています（『暗い時代の人びと』序文）。近代においては――「世間」という実存カテゴリーというよりは――「社会」という名の擬似公的領域がはびこり、その擬似公的光を浴びた一切は、浮かばれると一瞬思いきや、尊厳をむしり取られ――たとえば消費対象にされてすぐ使い捨てられて――、闇に葬られるのです。

公的なものの光が、現われの暴力性をおびていることは、人格の開示機能からして明らかです。私は人前に出て何かを語るやいなや、隠しようもなく、自分が誰であるかを暴露してしまいます。だからこそ、人前に出るのは、あくまで限られた時間に限られた場所で行なうにとどめ、そのほかは、私生活のうちでくつろいでいられるようにしなければなりません。そうでなくては、私の存在は、影を失ってやせ細ってしまいます。光の射さない場所に秘め隠すべきもの、部屋の中にそっと保たれるべきもの、というものがあるのです。

あくせく働き、がつがつ食うこと、用を足すこと、寝て交合すること……。こうした私事、秘め事は、隠れた場所で行なうのがふさわしい、とする共通了解は、大同小異の形で、洋の東西を問わず、人類に普遍的であったはずです。そういった感情障壁をグローバルに取っ払い、なんでも白日のもとにさらしてよいのだ、人間がみな平等であるように、人間の営みは全部等しいのだから、と私たちは平然と言い放ちます。そのとき語っているのは、恥ずかしい思いを引きずっているこの私ではありません。世間改め「社会」が、そう大声で叫んでいるのです。そのがなり声の大きさに、プライヴァシーは置いていかれるのです。

光が輝くのは、それだけ闇が深いからです。明暗のコントラストを取り払って、くまなく明るくしてしまえば、ハイデガーの言うとおり、すべてはどんよりとしてしまいます。だいいち、光はごく限られたものであるからこそ、輝くのです。大部分が翳《かげ》に沈んでいる背景が、光を光たらしめます。スポットライトが当たるのは舞台の上だけです。

政治思想家アーレントは、公的なものを重んじ、私的なものを軽んじた、という見立てがいまだに横行していますが、これは初歩的誤解です。公私の別は一体であり、公的なものと私的なものとは共属しています。その区別を均してしまうノッペリした「社会」が、公的なものと一緒に私的なものを根絶やしにし、お払い箱にしてしまうことを、むしろアーレントは問題にしているのです。暴露志向、露出趣味が大っぴらにまかり通るのも、現代社会がそれだけ平等主義に忠実だからです。そこでは差別こそタブーなのです。

「公共性の現象学」は「私秘性の現象学」と一つながりです。どちらも、政治的なものの概念の解明にとって、なくてはならない部門です。そして、この意味での「公／私の現象学」――現われと隠れの戯れを明らかにする語り《ロゴス》――も、元を遡れば、古代ギリシアに行き着きます。家政《オイコス》との共属においてのみポリスは成り立つのですが、それは、近代的な政治＝経済という一体形ではありません。おのおのの領分、その持ち味にふさわしいものを、それぞれに過不足なく割り当てることが、正しさ、正義というものです。

もちろん、公私の区別は相補的であり、何ら絶対的ではありませんから、その駈け引きというか、線引きの仕方が大事になります。プライヴェートと思われるものの中にもパブリックなものが入り込み、独特の「公共圏」を創り出すということも当然あります。（その好例が、九鬼周造の『「いき」の構造』に出てくる「いきの公共圏」だと思います。）

公私が絡み合い、入れ子式の複雑な階層構造をとりうることは、「家」の観念そのものにも見てとれます。かまどや囲炉裏、炉辺《ろばた》は、家の中の明かりである火を中心とする、開かれた空間でした。古代ギリシアでも、ヘスティアというかまどの女神が重視され、古代ローマでは、家の守り神たるウェスタ崇拝が盛んだったと言います。隠れにも、現われとその中心と周縁とがあるのです。表舞台にも裏方がなくてはならないように。

公私の別に対応して、人格にも「公的人格」と「私的人格」の違いがあります。「公人／私人」の区別は、公私の現象学にとって当然重要です。かつて坂部恵は「ペルソナの詩学」ということを語りました。「仮面の解釈学」というのもありました。そのアイデアの底流をなしていたのは、和辻哲郎の論考「面とペルソナ」です。それにかこつけて言えば、われわれはアーレントから、いわば「仮面の政治学」を引き出せるのです。テクストとなるのは、『活動的生』に次ぐアーレント第二の哲学的主著、『革命論』です。

4　仮面の政治学と赦しの政治

公／私という伝統的区別に対して、近代はその更新、いわばヴァージョンアップを行なったと、アーレントは『活動的生』第二章で指摘しています。「社会的なもの」vs「内面的なもの das Intime」という新しい区別です。ドイツ語版の Intimität は、英語版では intimacy で、志水速雄訳『人間の条件』では「親密性」と訳されています。拙訳『活動的生』ではこれを「内面性」と訳しました。社会という擬似公的な非領域が、あらゆるものをみずからに包摂しようとするのに対して、その干渉、侵入に必死に抵抗する各自の魂が、自分にしか分からない心の奥底を発見する、という近代的自我の目覚めの物語ですから、仲間内の「親密性」というよりは、ズバリ「内面性」と表わしたほうが、シックリきそうです。

従来の「私生活 privacy」にはなかった豊かで奥深いものが、この内面性の領域に広がっているのを発見したのは、社会に対する反抗に明け暮れたジャン＝ジャック・ルソーでした。ルソーによって開拓された内面性探求のスタイルは、魂の葛藤を描く近代小説を産み――近代日本でも「私小説」が花盛りとなります――、自己の本来性に帰ろうとする種々のロマン主義を産み出しました。私探しゲームと同じく、「内面性の現象学」（渡邊二郎）も、このロマン主義の流れを汲んでいます。そこには社会に対する生理的違和感があり、政治的なものもやはり疎んじられます。これに対して、私としては、公私の別に対応する「公共性の現象学」と「私秘性の現象学」のセットを、偏りなくめざしたいと思うのです。

看板の話ばかりで恐縮ですが、もう少しだけ続けると、「ペルソナの詩学」は、「ペルソナの政治学」によって補われる必要があります。和辻の「面とペルソナ」（一九三五年）も、それを承けた坂部の「仮面と人格」（『仮面の解釈学』所収、もとは一九七三年度日本倫理学会共通課題「人格」提題）も、それまでの人格論を一新した詩情豊かな作品です。そこには、日本語の――日本の伝統演劇で用いられる――「面」についての陰影に富む考察とともに、ラテン語の「ペルソナ」の含蓄への確かな着眼があります。これに対して、もともと演劇用語であった「ペルソナ」に同じく着目し、しかもそこから政治哲学的含意を引き出したのが、アーレントの『革命論』なのです。（日本では、英語版 *On Revolution*（1963）からの志水速雄訳『革命について』が親しまれてきましたが、以下ではドイツ語版 *Über die Revolution*（1965）に依拠するので、区別するため、『革命論』と呼ぶことにします。）

『革命論』の第二章「社会問題」第V節には、「ペルソナのポリティックス」とでも言うべき考察が見られます。第二章のテーマは、なぜフランス革命は迷走してテロル支配（恐怖政治）に陥り破滅したか、です。自由を求めて立ち上がったはずの革命の人びとが、貧民の悲惨な姿を目撃し、不幸な人びとへの同情から、貧困を政治的に解決しようとしたところに、大いなる危険がひそんでいた、というのです。この議論自体、刺激的なのですが、ペルソナ論が出てくるのはその先です。一方では、貧民が悲惨にあえいでいるのに、他方では、王をはじめとする旧特権階級は、たらふく食っているばかりか、革命政府に対する陰謀を企て、国家に対する裏切りを働いているらしい、許しがたい――と人民の怒りが爆発します。いかにも私は祖国に忠誠を尽くしていますといった顔《ツラ》をして善人ぶった連中が一番怪しい、そいつらの化けの皮を引き剝がせ！ と、いきり立つ人びと。ここで俄然沸騰するのが、売国奴探し、偽善者狩りです。つまり、仮面の下に隠された本性暴露ゲームです。

クロと判定されれば、あわれギロチンの露と消えるのですから、この本性探しゲームは、真剣勝負です。革命という檜舞台での「現われと隠れの戯れ」は、ドラマティックというより、リアルポリティックスそのものです。しかしそこでは、政治的なものに関する基本的理解が消し飛んでしまっており、舞台はもはや現実政治を踏み越えて、この世の地獄の相を呈します。何が欠けてしまったのでしょうか。仮面の役割についての基本的理解です。どぎつい光を浴びる公的領域では、どんなに勇敢なヒーローであろうと、素顔を隠す仮面なしにはやってゆけません。というか、素顔では正規のゲームとして成立しないのであり、役者は仮面をつけて登場するのがルールなのです。いや、仮面で素顔を誤魔化すのは欺瞞であり人民への裏切りだ、ありのままの本当のお前を見せろ！式の無理難題が、公的なはずの革命という舞台で要求されるとき、もはやそれは正式の舞台ではなくなっています。私人たちの乱闘劇か、デスマスクをつけたホラー劇といったところでしょう。

政治的主体が「公人」としてふるまうとき、その人のプライヴァシーつまり「私人」の面は隠されます。善良な自然人どうしが裸の付き合いをするのではなく、大人の市民たちが、それぞれの役柄や間柄を心得つつ、素性を隠す仮面をつけて演技を競い合うのです。これを欺瞞的で怪しからんと糾弾してしまったら、そもそも舞台は成り立ちません。それなのに、ありのままの自然本性こそ善良さの起源だとする、ルソー譲りの本来性志向がそこに持ち込まれるとき、もともと仮面舞踏会のような趣のある政治の舞台はズタボロとなり、自然的善性の美名のもとに、凄惨なテロルの嵐が吹き荒れるのです。

「ペルソナ」には、スポットライトを浴びる場所に登場するさい、素顔を隠すために身につけるべき仮面という意味があり、その含意が、古代ローマにおいて「法的人格」の概念として定着しました。自然人ではなく、法的権限を保証された市民はみな、この仮面を通して声を発し、たんなる私語ではない公論を述べ合う——これが、政治という現われの空間のルールだったのです。このペルソナ理解がむしり取られ、自然志向、暴露趣味が横行するとき、公的なもののルールは踏みにじられ、政治空間は破壊されざるをえません。

現代社会で公私の区別が蔑ろにされ、社会という擬似公的領域においてプライヴァシーが露出されるのは、そう考えれば、フランス革命を一つのルーツとしていた、ということになるでしょう。公私の無差別化の果てに公分母として残るのは、ありのままの自然であり、自然的平等です。「社会人」とは、働いて食っている労働者かつ消費者、つまり「生活者」です。全国民生活協同体としての社会では、私生活を赤裸々に打ち出す露出ゲームが、あられもなく演じられます。ペルソナをむしり取って、本当の私探しゲームに打ち興ずる私たちに取り憑いているダイモーンのすがたは、誰の眼に見えているのでしょうか。

さて、くだくだしい漫遊も、そろそろまとめに入らなくてはなりません。

一方に、人びとが自由に語り合い、共に事を為す公的な現われの空間というものがあり、その場にふさわしい衣装や仮面をつけた「活動家＝演技者 actor」としての「公人」がいる。他方で、ギラギラした公的光の届かない、私生活の場としての「家庭 home」があり、そこではじめてくつろぎを覚える「私人」がいる。私たち一人一人がそういう公私の二面性を兼ね備えていることは、時には矛盾や葛藤を抱えるかもしれませんが、そこにA＝Aの自己同一性が完璧に成り立たないからといって、それはべつに欠陥ではなく、むしろ両者のズレや食い違いこそが、私たちの生の広がりと奥行きをなすのです。

そのような、現われと隠れの戯れとしての公／私の区別は、「場所 location」という考え方から来ています。ものごとには、それぞれに固有なあり方に応じた、それぞれにふさわしい場所というものがあり、その本来固有の場所でこそ、おのおのは本領を発揮できる、という考え方です。「労働／制作／行為」という活動的生の三区分も、この場所の思考にもとづいています。アーレントはこの思考を、アリストテレスの場所論《トポス》から学んでいるように思われますが、後期ハイデガーの「本有化の出来事 Ereignis」の思索とも、当然響き合っています。構成メンバーが各自に本来固有のものを、お互いどうし渡し合い、委ね合って成り立つ、贈り合いの全体のことを、ハイデガーは「四方界Geviert」として描きました。天空と大地、神的なものたちと死すべき者たちからなる、四者間の相互委譲の間柄としてです。

そのような調和的世界《コスモス》との対比でどぎつく描かれるのが、「総かり立て体制Ge-Stell」です。この無差別的な現代技術世界にあっては、一切が遠くも近くもなく、おしなべて「価値の等しいどうでもいいもの das Gleich-Gültige」に画一化されます。万物が資源として徴用されて固有性をむしり取られ、万人が等しく労働者かつ消費者として駆り立てられて脱人格化していく、このゲシュテル的日常システムのことを、「全体主義体制」と呼ぶのは、やや大袈裟かもしれません。私はむしろ、アーレントの言う意味での「社会」こそ、ハイデガーの言うゲシュテルの別名としてピッタリだと思います。

近代という時代が推し進めてきた無差別的一元化に抗して、本来固有なものをその本領において活かす場を構想することが、本来性探しの真の意味であったとすれば、その意味での本来性志向なら、ハイデガーの「エアアイグニス」の思索にも健在です。そして、それと同じくアーレントは、公と私、光と影のおりなす現われの空間、いわば明け開け《リッヒトゥング》の場がひらかれ、人びとがお互い自分自身をあらわにすることの重要性を考え続けました。ハイデガーの出来事の思索と、アーレントの革命思想とは、たしかに相通ずるものがあります。

「性起Ereignis」などと言い出すと、なんだ、やっぱりおまえも、掃いて捨てるほどいる下痢アン仲間の一人じゃないか、と言われそうです。肩のあたりにその手のダイモーンが映じているのかもしれませんが、それは私の勝手にはできないので、放っておきます。最後に、アーレントの「誰？」論のもう一つのミソにふれておきましょう。

『活動的生』第五章の終わり近くで、アーレントは「赦し」について論じています。その詳細は措くとして、その第三節の最終段落で、「赦されるのは何？――いや、誰。」という問いと答えが出てきます。アーレントは、人が人を赦せるのは愛によってのみだとするキリスト教伝来の思い込みを批判し、それとは異なる、尊敬による赦しの可能性を持ち出します。親密な間柄のみならず距離を置いた人と人との間にも、赦しが成り立つのでなければ、政治空間はいつまでもドロドロした復讐の連鎖に悩まされる。この世に生きるわれわれに必要なのは、赦しの宗教というよりは、赦しの政治なのだ、というわけです。

では、そのような赦しを発動させる尊敬は、いかなる対象に向けられるのか。その場合の尊敬とは、何に対する尊敬なのか。――アーレントはこう答えます、「いや、〈何〉ではなく、〈誰〉だ」と。身分や地位や業績といった「何」が評価されるというのではなく、現われるがままの相手のすがた、当人が「誰であるか」こそ、赦される主体なのです。為されてしまって取り返しのつかないことが、もし赦されるとすれば、それは、悔恨とか謝罪とか補償とかいったことによるのではなく、ひとえに「人格に対する尊敬」ゆえです。

重要なのは、赦す―赦されるという面前の場面においては、ありのままの素顔とか隠し立てのない本音とかが問題なのではない、という点です。相手をその公的現われ、つまりペルソナゆえに尊敬し、赦すことができるか、が問われているのです。ところが、現代社会では、「脱人格化 Entpersonalisierung」が進み、公的空間が暗がりに没しつつあり、そのような公的な出会いが困難となっている、ともアーレントは言い添えています。ここに、赦しの可能性をめぐる今日的議論の隘路がひそんでいると、私には思われてなりません。

しかし逆に言えば、赦しの政治は、ペルソナの政治学のほうから打開される可能性がある、とも言えます。政治的なものにおける仮面の復権《リハビリテーション》が求められるゆえんです。念のために言えば、この場合「リハビリテーション」とは、古来の「名誉回復」の謂いであって、「社会復帰」という近代的意味ではありません。

〈対話〉の中の人称

斎藤　環

複数性の対話——オープンダイアローグ

今回私が取り上げる「対話」とは、近年精神科領域で急速に注目を集めている「オープンダイアローグ」を意味しています。

オープンダイアローグと言ってもご存知ない方もいらっしゃるかもしれませんので簡単に紹介しておきますと、フィンランド・西ラップランド地方で発展してきた、急性精神病、主に統合失調症への介入技法であり、手法であり、思想のことです。オープンダイアローグのどこが画期的かといいますと、薬物や入院によらずに、ほぼ対話だけで統合失調症の幻覚や妄想が改善してしまうという点です。(1)-(6)

こういう話を聞くと、ちょっと眉唾ではないかとかカルトっぽいような印象を持たれるかもしれませんが、これから方法を説明していく中で、そういった誤解は解けていくことと思います。

お話の構成としましては、前半でオープンダイアローグ（以下ＯＤ）の概略を説明します。後半が人称の話をします。ＯＤにおいては人称はどう扱われているか、ということを私なりの解釈で説明する予定です。

ＯＤは、フィンランドの西ラップランド地方で八〇年代から実践されている統合失調症のケア技法であり、思想でもあります。対人ネットワークを基盤とした言語的アプローチということで、人間関係で人間関係を対話的に修復する方法とも言えます。クライアントのネットワーク、つまり家族や知人に対して、治療者もチームで向かい合うわけです。講演タイトルに「われわれと汝ら」とあるのは、個人精神療法的な「我と汝」ではなく、チーム対チーム、という複数形での治療を意味しています。

ＯＤでは、クライアントからの要請を受けて、すみやかにミーティングが開かれます。場所は自宅が多いのですが、病院の外来などでも構いません。クライアントチームと治療チームが車座に座り、ファシリテーター役が対話をすすめます。

ミーティングのおおまかな流れは以下の通りです。

治療チームはクライアントのネットワーク（家族、友人、知人）と対話を通じて信頼関係と安全保障感を確保し、問いかけと応答によってクライアントの主観的世界（いわゆる「症状」を含む）の「言語化」と「共有」を試みます。これと平行して、チーム内のリフレクティング（後述）においてクライアントの評価や治療プランについての意見が交換され、さまざまなアイディアが提示されます。その一連のプロセスにおいて、クライアントにとって適切な決定が自ずから導かれます。このとき対話の目的は、対話そのものを継続することであって、「治癒」「変化（改善）」を意図してなされるわけではありません。言わば対話の持続が、あたかも副産物のようにして改善や治癒をもたらすというイメージです。この一連の流れは概念図として図1に示します。

ＯＤには「七つの原則」（表1）があり、Olson, M. らが Seikkula らとともに提唱した「一二の基本要素」[5]があります。とりわけ七原則はＯＤの根幹をなす重要な原則なので、表1に示します。

Nothing about us without us

人称性にかかわる要素として、ＯＤにおける「透明性」はきわめて重要です。

ＯＤ発祥の地であるトルニオ市のケロプダス病院では、一九八四年八月二七日に、ある重要な取り決めがなされました。「クライアントのことについて、スタッフだけで話すことをやめる」というルールが実施されたのです。このとき以来、治療のアウトカムは著しく向上したとされており、先の日付をオープンダイアローグが始まった日とする見解もあります[7]。

言うまでもなくこの原則は、障害者権利条約における「私たちの事を私たち抜きで決めないで（Nothing About us without us）」という宣言と響き合います。意志決定の過程はすべて透明化されており、これを徹底するためにＯＤには、「リフレクティング」の技法も導入されています。

知られる通り「リフレクティング」は、一九八〇年代に家族療法家のトム・アンデルセンによって開発された

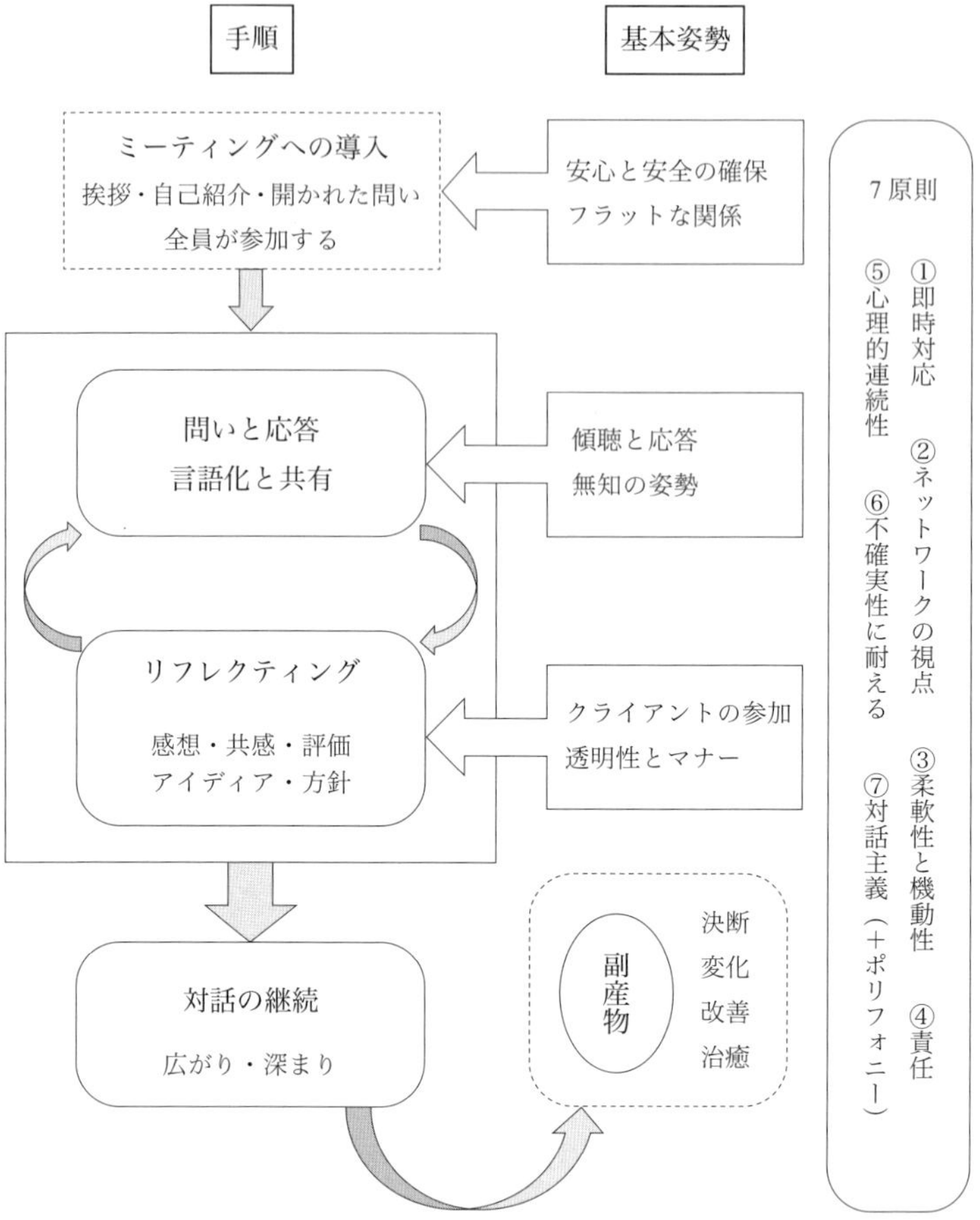

図1　オープンダイアローグの基本プロセス

家族療法の技法です[8]、[9]。患者や家族の前で、専門家が意見交換をしてみせ、これに対して患者や家族チームがその感想を述べ合う、ということを相互に繰り返すのです。ちなみにリフレクティングそのもののエヴィデンスは確立されており、すでに治療法としての評価は定まっています。

リフレクティングの特異性は、患者側と同等に専門家の側も「観察される立場」に回る、という点にあります。専門家同士がやりとりしつつ、時

表1　オープンダイアローグの7つの原則

原語	一般的な訳	意味
1. immediate help	即時対応	必要に応じてただちに対応する
2. a social networks perspective	社会的ネットワークの視点を持つ	クライアント、家族、つながりのある人々を皆、治療ミーティングに招く
3. flexibility and mobility	柔軟性と機動性	その時々のニーズに合わせて、どこででも、何にでも、柔軟に対応する
4. team's responsibility	チームが責任を持つ	治療チームは必要な支援全体に責任を持って関わる
5. psychological continuity	心理的連続性	クライアントをよく知っている同じ治療チームが、最初からずっと続けて対応する
6. tolerance of uncertainty	不確実性に耐える	答えのない不確かな状況に耐える
7. dialogism	対話主義	対話を続けることを目的とし、多様な声に耳を傾け続ける

（ODNJP 編　日本版ガイドラインより引用）

に異論をぶつけ合うことは、専門家も時に判断を誤るし、意見が食い違うこともあるという当たり前の事実を患者や家族の前にさらけ出すでしょう。これは患者自身が意思決定の過程に参加している実感につながります。

人称性の問題に関連づけるなら、できるだけ診断名や症状名を用いず、患者自身の表現を引用しつつ対話を続けるという原則が重要となるでしょう。診断することは必ずしもタブーではありませんが、患者と対話する際には、異常さに注目するよりも健康さやまともさに注目する姿勢のほうがしばしば治療的です。特に不登校やひきこもりでしばしばみられるように、個人病理よりも置かれた状況の問題のほうが大きい場合は、「病気の人」とみなすより、「困難な状況にあるまともな人」と見ることのほうが得るものが大きいと考えられます。クライアントの尊厳に対する配慮は、治療における二人称性の尊重につながるものです。

治療チーム——権力構造の最小化

ODにおいては、治療場面における権力構造を最小化することにも十分な配慮がなされています。個人精神療法は、その構造的必然として権力関係になりやすい傾向を持ちます。一方は患者、一方は専門家にして治療者という非対称性を乗り越えるのは、治療者が考える以上に困難でしょう。

以上のような問題の一部ないし大部分は、個人精神療法の代わりに「治療チーム」を導入することによって緩和できます。なぜでしょうか。一つには、治療チーム内で相互チェックが働くということがあります。チーム内部ではヒエラルキーがないことが実践の条件なので、たとえば医者が不適切な発言をすれば、看護師や患者側から批判・反論されることになるでしょう。このような〝治療的民主主義〟の雰囲気が、対話の場の安心と安全を保証するわけです。

治療チームの発想は、治療者側にとっても倫理的に好ましい影響を及ぼすことが期待できます。その第一として「転移」の問題が挙げられるでしょう。精神分析においては必然とも必須ともみなされる「転移」は、倫理的にさまざまな問題を含んでいます。もっとも判りやすい例は、治療者と患者の性的関係でしょう。転移現象の非倫理性は、治療関係という権力構造のもとで生じたにすぎない陽性の転移感情が、いつわりの合意形成に利用されてしまうリスクを排除しきれないといった点にもあります。

精神分析の過程で転移が必要とされるのは、その解釈が患者の無意識の真理にアプローチする上で必須とみなされてきたためです。しかしODでは、しばしば「真理」は侵襲性が高く、不安を掻き立てる有害なものとみなされます。もし「真理」の探究にそれほど治療上の意義がないのであれば、転移は不要なものとなります。強いて言えば「場への転移」はあっても良いのですが、治療スタッフ個人への転移は対話的関係を阻害する要因、とすら言いうるのです。

一方、転移を警戒せずにすむことは、さまざまな点で治療スタッフを解放します。とりわけ「中立性という束縛」からの解放が重要となります。ＯＤでは感情のやりとりも対話の一部をなすとみなされており、治療者はミーティングにおいて、自然な感情表出や自己開示をしながら、患者に共感を示すことが推奨されています。つまり「中立性」の象徴たるポーカーフェイスからの解放が起こるのです。

治療スタッフは患者の話に笑い、時には泣き、自らのうちに沸き起こる自然な感情を口にしても構いません。むしろ治療者側が、あくまでも不自然な中立的態度に固執することもまた、治療関係の権力構造を温存してしまう可能性があります。ＯＤにおけるいくつかの原則は、治療ミーティングにおいて、可能な限り日常的な（自然な）態度で対話に臨むために要請されたものなのです。

権力構造を緩和する上では「無知の姿勢」も重要となります。これはコラボレイティブ・アプローチを創始したグーリシャンとアンダーソンが提唱する概念です[10]。専門家といえども、患者が主観的に経験していることについては何も知りません。患者がその場にいない人の声を聞いているとして、その経験をはじめから「幻聴」と名づけてしまうと、専門家はその体験についてそれ以上を学ぶ機会を失ってしまいます。そうではなくて、クライアントから学び、そのストーリーに真剣に耳を傾けることで、セラピストは、クライアントが理解していることや経験したことを共同で探索することになります。「旺盛で純粋な好奇心がその振る舞いから伝わってくるような態度ないしスタンス」をもって、患者の体験に耳を傾けること。この姿勢を「無知の姿勢」と呼ぶのです。

治療的会話とは、セラピストの無知の姿勢と好奇心に刺激されて、ゆっくり進化を遂げてゆく具体的かつ詳細なクライアントのライフ・ストーリーにほかなりません。この好奇心と無知こそが、会話の領域を広げ、あらたな主人公による自由へ向けての物語を展開させてゆくことになります。専門家の専門性とは、いつでも専門性を脱ぎ捨てて、こうした「無知の姿勢」に戻れる能力として要請されることになるでしょう。

「我と汝」の問題

さて、通常の個人精神療法の基本姿勢がブーバーの言う「我と汝」という二人称的なものであるとしましょう[11]。つまり患者を〈われ―それ〉関係のように客体物として対象化するのではなく、出会い、関係する相手とみなす、という意味です。前者〈われ―それ〉はしばしばEvidence Based Medicineの典型的姿勢として批判されますが、後者〈われ―なんじ〉にも全く問題がないわけではありません。治療における〈われ―なんじ〉関係は、しばしば先述したような非対称的な権力関係にすり替わるからです。この関係性において必然的に生ずる強い感情を、精神分析は「転移」と称して重用してきました。そこには例えば、子ども時代における対称関係の反復があり（父親転移など）、その解釈と抵抗の徹底操作を通じて患者の無意識に秘められた真実を探求することが目されています。

しかし実際に、転移がこのように「活用」されている機会は滅多にありません。むしろ治療者が患者の恋愛性転移に乗じて性的関係を結んだり、共依存的な密着関係が生じて収拾がつかなくなるといった経験の報告は枚挙に暇がないほどです。個人的見解としては、治療者とのこうした関係性に傷ついてきた患者の多くが、「境界性人格障害」などの診断を付けられている場合が多いように感じています。

〈われ―なんじ〉の二者関係は、密室に封じ込められると、しばしば鏡像関係に近づきます。自他の区分が曖昧化し、相手に対する極端な理想化や価値切り下げが起こりやすくなるのです。こうした評価の二極化を「分裂splitting」と言います。このように二者関係がこじれると、双方が相手を我有化しようともがきながら、関係は急速に不安定化していくでしょう。

〈われわれ―なんじら〉と新たな「他者性」

ODにおいては、こうした弊害を避けるために、治療チームによるミーティングという設定がなされています。ODは一人では実践できません。必ず二人以上のチームによって実践される必要があります。つまり、治療チーム対患者のネットワーク、という構図になります。言わば〈われ―なんじ〉ではなく、〈われわれ―なんじら〉という人称関係になるわけです。

「われわれ―なんじら」の関係性においては、上述したような意味での転移関係はほぼ生じなくなります。なぜでしょうか。一つには「密室性」がないからです。もう一つは「権力関係」が最小化されているからです。治療チーム内部においては職位によるヒエラルキーが否定されており、全員がセラピストとして平等であるとされます。このフラットな関係性が治療関係にも持ち越され、治療者とクライアントの区分は残しつつも、相互にファーストネームで呼び合うような対等性が実現しやすくなるのです。

ODにおいて尊重されるのは「他者の他者性」です。たとえばバフチンは、他者の尊重の重要性について、次のように記しています。

「こうした外部の視点から、私と他者は、できごとにおいて絶対的に相容れない関係にあることを認識する。（中略）この点において私は、彼自身が否定的にとらえている、ありのままの彼自身を肯定し、承認する。存在という出来事における、私だけの独自の立場において、そうするのだ。他者が彼自身を否定する権利を行使するというのなら、私にも彼を支持し擁護する権利がある」[12]。

他者には他者の固有の視点があり、固有の主観を持っている。〈われ―なんじ〉関係ではともすれば見失われがちなこうした他者性が、〈われわれ―なんじら〉においては常に賦活されます。私たちはＯＤ実践の中で、同僚の思いがけない視点に驚かされたり、クライアントの家族が「彼がこんなことを思っているなんて全然知らなかった」と口にしたりする場面にしばしば遭遇します。このようにチームによるミーティングは「他者の他者性」に気づかされる契機に満ちているのです。

治療における透明性の確保と先述したリフレクティングという設定も、〈われわれ―なんじら〉の関係性を要請します。従来型の医療現場のように、意思決定の過程を患者抜きで行うことは、モノローグ的な過程として〈われ―それ〉関係を強化してしまう可能性があります。患者の目の前で意思決定の過程を進めることは、患者の他者性の尊重を不断に行うことにつながるでしょう。

リフレクティングにおいて非常に興味深いのは、対話の中で人称性が切り替わるところです。「なんじら」、つまり当事者とその家族の面前で、「われわれ」だけで対話すること。このとき「われわれ」は、「われわれ」の中の「われ―なんじ」の二人称的関係において「なんじら」について話しています。つまりこの瞬間には「なんじら」は三人称的な位置に置かれるのです。「なんじら」について、「なんじら」の目の前で「われわれ」が噂をする。平たく言えば、リフレクティングとはそういう構図になります。もちろん原法においては、この後で「なんじら」のほうが「われわれ」について話すという場面に切り替わり、これが繰り返されていきます。

たったこれだけの技法が、「なんじら」において、意思決定や動機づけを生じやすくすること。なぜそんなことが起きるのでしょうか。

矢原は、リフレクティングにおける関係性が、水平でも垂直でもない斜めの関係であるとして「ヘテラルキー」という言葉でそれを表現しようとします。[9] 垂直のヒエラルキーを前提とすれば、意思決定は基本的にパターナリスティックな上意下達となってしまい、クライアントに抑圧的に作用します。一方、水平的な関係においては、決定はしばしば利害関係のすり合わせか多数決になってしまい、参加メンバーの多くがなんらかの不満を抱えることになるでしょう。リフレクティングによる意思決定は、しばしばそのいずれでもない形を取ります。

開発者のトム・アンデルセンは次のように書いています。「聞き手は、すべてのことばを聞くだけではなく、話し手が自らのことばをいかに受けとめているのかも見ている。聞き手は、話し手がいくつかのことばが話し手に受けとめられ、聞かれるばかりでなく、話し手の心を動かしていることに気づくだろう。(中略) しばしば、聞き手は、話し手が心動かされていることに気づき、そのことに心奪われ、感動する」[8]。

つまりリフレクティングにおいてクライアントの心を動かすのは、治療チームが自分の語ったことについてしっかりと受けとめ、それに心動かされているという反応を目の当たりにすることによって、なのです。リフレクティングという構造設定のもとで、聞き手は話し手を客観的に観察しやすい立場に立つことになります。「われ―なんじ」の二者関係ではきわめて困難なことです。

いささか唐突ですが、私はこの関係性から、作家の中上健次の言葉を連想しました。中上は自分の小説中に、した存在です。

さまざまな形で第三者をもぐりこませます。たとえば長編『地の果て 至上の時』に登場する老婆、モンがそう

「モンのようにもっぱら語り手にまわり、一歩しりぞいた位置からいつでもどこへでも侵入できる人物を登場させました。こうしておけば、仮にこの『地の果て 至上の時』の二十年後の世界を描く場合にも、モンがこう語ったと別の誰かが語ったという視点を導き入れることで、今度の作品自体の意味を変容させることが出来ると思いました。[13]」

ここで中上の言う「第三者」は「大文字の他者」や「第三者の審級」といった超越論的な他者とは異なります。引用し、噂をする第三者、記述の中に内言のようにもぐり込む第三者であり、その意味では「自由間接話法的な他者」と呼ぶことが可能です。

リフレクティングがもたらすのは、こうした「自由間接話法的な他者」性であるとは考えられないでしょうか。「なんじら（クライアント）」について「われわれ（治療チーム）」が対話するとき、「われわれ」はそうした他者の位置に立ち、「なんじら」は自身の発した言葉を「われわれ」の声として聞くことになります。その言葉は「なんじら」のもとに還流し、内側から深い影響を及ぼします。この影響はしばしば相互的なものとなります。

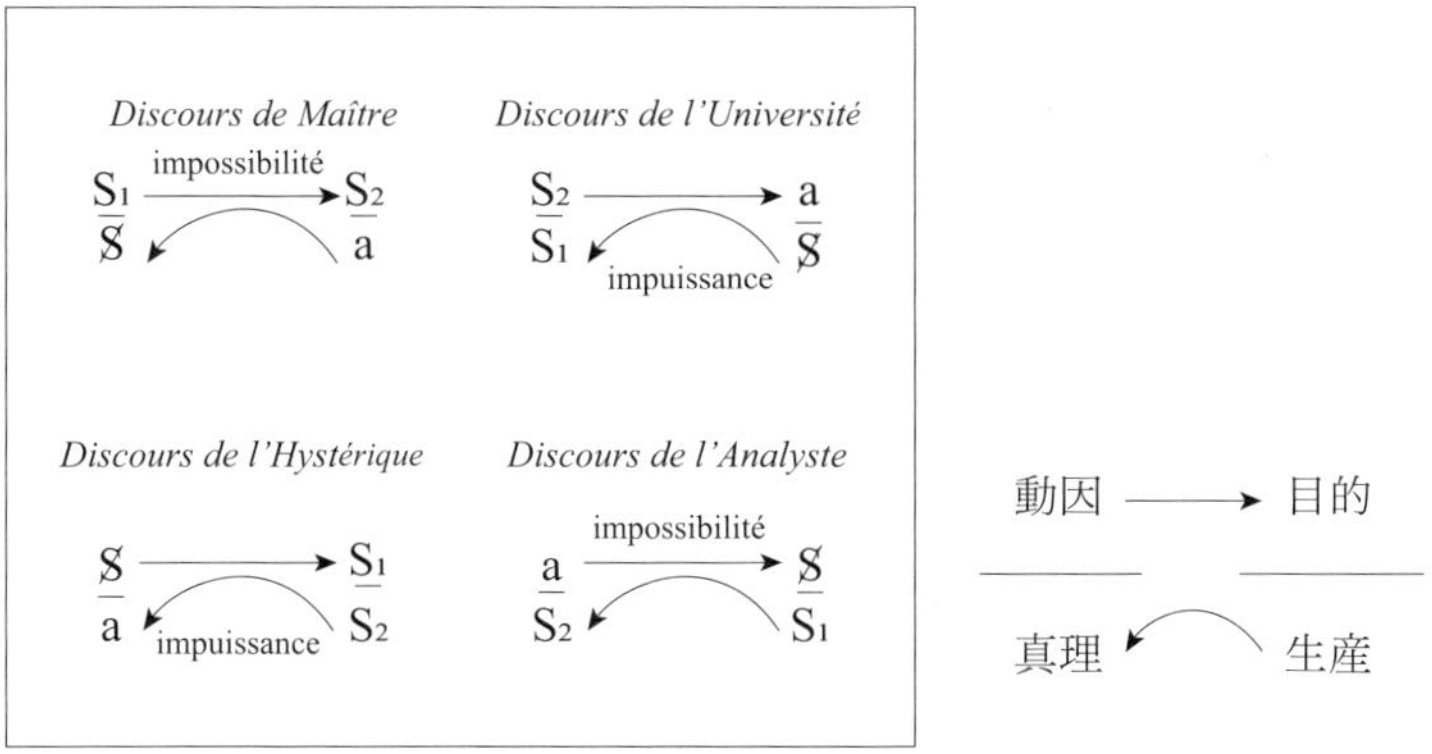

図2　4つのディスクール

非対称的ディスクールから対称的対話へ

たとえばラカン派はクライアントを「分析主体」と呼びますが、あくまでも上位に居るのは分析家です。「分析家のディスクール」において示される関係性は一方向的で、分析家の立ち位置は「知っていると想定される主体」、すなわち高度な専門知を独占し、患者の自己洞察を深めてくれる立場でしかありません。ラカン派はこうした非対称的関係を明確に治療の前提に据えているため、そこに対話の相互性は存在しません。

ここで私は、さきほどのラカンによるディスクールの図式に、一方的な「作用」ならぬ、双方向的な「関係性」を導入することを試みたいと思います。ラカンの有名な「四つのディスクール」の図式では、ディスクールはすべて非対称的なものです。分析と対話において最大の違いは「真理」の位置です。分析家は真理の価値を信じていますが、対話は真理を侵襲的なものとして退けます。

よって先の図からは、「真理」の位置が削除されなければなりません。すると残るのは「動因、目的（他者）、生産物」の区別となります。もともと生産物は真理に作用を及ぼし得ない、という原理が一方向性の原因だったわけですから、その位置を抹消することで、残る三つの位置が双方向的に関係する、すなわち対話することが可能になります。動因と他者、他者と生産物、そして生産物と動因。比喩的には次のように言いうるでしょう。ディスクールは〝四の構造〟を持つが、対話は〝三の構造〟を持つ、と。そして双方向的な対話を主題にする限りにおいて、主人、大学、分析家、ヒステリーの差異は消滅するのです。

ディスクールの非対称性から対話の対称性へ。それは真理を解明するための垂直的な構造を捨てて、語りを生成するための水平的な関係への移行と言うこともできます。まさにその典型は、先述した「無知の姿勢」において極まるでしょう。未曾有の主観的経験を持つ患者という「経験専門家」に対して、その経験には完全に無知な立場において問いを重ねていくこと。ここで治療チームは、いわば専門性を脱ぎ捨てて患者の訴えに向き合うことになります。

この姿勢において患者と向き合うことで、治療における対話はきわめて生産的なものとなります。私は慢性の統合失調症患者とのオープンダイアローグにおいて、常に患者の体験が変化し続け、治療者側の予想を超えた新たな話題を生み出し続ける経験に今なお驚かされています。オープンダイアローグにおける数々の工夫は、その多くが患者という他者の他者性を際立ったものにする効果を持っており、他者としての患者と出会うことは、それ自体が治療的な意義を持つと考えられるのです。

「プレコックス感」から対話的了解へ

それでは他者とは何でしょうか。これは思想的にも大きな課題と言えますが、立場によってアプローチが大きく分かれます。例えばフッサールの他者性とは、間主観的な存在であり、メルロ＝ポンティの場合は間身体的な存在ということになります。ヘーゲル＝ラカンの他者は接近不可能で対話も不可能な他者ということになるでしょう。ラカンにはもともと「コミュニケーションの不可能性」という前提があり、「相互的なコミュニケーションの成立」は、想像的な錯覚、つまり自己愛的な幻想にすぎないという位置づけになります。これは先述した「四つのディスクール」のような、それ自体はたいへん精緻な構造化をもたらしたり、精神分析における非対称性の問題につながっていたりしますが、要するに（ラカンの）精神分析は、相互的コミュニケーションを志向するものではないのです。

これに対して、レヴィナスの他者は異なります。レヴィナスは他者を、理解し尽くすことが不可能な存在として扱います。これはあの「顔」をめぐる議論において詳しく検討されています。レヴィナスは著書『全体性と無限』において、「顔」を私の面前に現前するが認識されないという両義的側面をもつものとして位置づけ、〈私〉〔Moi〕と〈他者〉〔Autre〕とのあいだに築かれる倫理的関係の結節点としています。[14]「現前はするが認識されない」という両義性について、「われわれはごく普通に顔を認識しているじゃないか」という異論もあり得るでしょう。しかし例えば、われわれがどのようにして顔の同定をしているかについて検討し始めると、議論はそう単純ではないことがわかってくると思います。

私はかつて著書『文脈病』（青土社）で、レヴィナスらの議論も参照しつつ、顔について次のように記しました。[15]

「「顔」の表象は不可能だ。たとえば「顔」の固有性をイメージすることは決してできない。だからこそわれわれは、数十年ぶりに会う旧友の顔を、そこに刻まれた変化をものともせず、瞬時に見分けることができるのだ。もし固有性がイメージとして獲得／固定されていたら、このような認識は逆に困難となるだろう。ところで、われわれが「顔」について考えるときは、どうしても「表象としての顔」のみを素材とせざるを得ない。しかし「顔」本来の機能、「言語」あるいは「文脈」としての機能は、「表象されない顔」の側にあるのだ。このためわれわれは「顔が似ているとはどういうことか」という単純な問いかけにすら、答えに窮してしまうのである。」

二十年前の著作ですが、ここでの議論は今も有効であると私は考えています。私たちは顔のイメージは認識していますが、その根底にある固有性は常に認識から逸脱していきます。その意味で顔とは、コミュニケーションと存在が相互に基礎づけ合うような位置づけを持つと言いうるでしょう。「イメージとしての顔」はコミュニケーションを媒介しますが、その土台であり結果でもある「存在としての顔」を表象することはできません。

レヴィナスは、顔とは第一に「語り」〔discours〕であると述べています。「語ることを含むこの行為は、まさに暴力なき行為である。動作主は、まさにその行為の瞬間、どんな支配やどんな主権も断念し、応答を待ちつつすでに他者の行為に身をさらしている」[14]。彼は顔を通じて、語りへと参入することを義務づけますが、ここにはまさに顔のコミュニケーション的側面があると言いうるでしょう。

ここで述べた「他者」の問題をヤスパースの了解概念に引き寄せて考えてみましょう。「了解不可能」、つまり発生的了解が困難であることをもって統合失調症の診断根拠の一つにするというありがちな誤解は、統合失調症を我々とは構造的に異なった他者とみなす点において、ラカン的な他者として見ていることになります。リュウムケの「プレコックス感」を、記述不可能な〝分裂病〟臭さとして統合失調症の指標とする姿勢もここに通じるでしょう。

しかしヤスパースが提示した「了解」や「説明」は、ともにモノロジカルな観察の視点からなされるもので、その限りにおいては〈われ―それ〉関係を強化するものです。ここで要請されるのはむしろ「対話的了解」であり、この視点から「プレコックス感」について考えるなら、それは中井久夫が指摘したとおり、統合失調症の患者に「安易に接近しようとして医者のうぬぼれの鼻がへし折られる」感覚[16]として記述可能なものになるでしょう。逆説的ですが、プレコックス感のこうした性質も、対話への参入を要請する契機となり得ます。

ＯＤの理論的主導者であるセイックラは著書で、被害妄想と幻聴の症状を訴え、まとまらず支離滅裂な言動を続ける男性が、わずか一回のミーティングで改善した事例を報告しています[5, 17]。治療チームが訪問した時点ではまともな対話すら成立しなかったのですが、チームの看護師が男性の妻に何が心配かと問いかけたことをきっかけとして、男性は対話に参加しはじめ、言動はまとまりを回復します。例えばこれが「対話的了解」です。対話が意味を生成し、心身の統合を回復させる過程の中で、当事者と治療チームとの間に意味と物語の共有が成立するのです。もし治療者が、この患者は了解不能だから、落ちつくまで保護室で観察しよう、と判断していたら、こうした対話的了解は成立し得なかったでしょう。

「対話」・「人称」・「身体性」

さて、本題である「人称」に戻りましょう。

精神医学的な立場から考えると、人称（例えば「わたし」と「あなた」）の安定的な成立のためにはいくつかの条件があります。まず自我状態が安定していること。つまり自我の一貫性とともに、関係性のパースペクティブの安定が要請されます。たとえば統合失調症においては、自他の境界（＝自我の一貫性）が脆弱となり、自らの内言を他者の声として聞いてしまうような「幻聴」が生ずることがあります。あるいは重症の発達障害においては、自我の一貫性は安定していても、パースペクティブ性は脆弱であることが多いため、一人称が不安定化することがあります。

こうした自我障害の三つの形態を表2に示しました。

さて、人称が文法用語であることからも分かるように、「私」という言葉で名指される自己は、本質的に言語的な存在です。精神分析的に言えば、「私」の成立には「去勢」と呼ばれる否定的な契機が不可欠であり、しかしその否定的な出自ゆえに、「私」の一語に「自分が世界の一部であると同時に世界の中心である」（中井久夫）という逆説をこめることが可能となります。かけがえのない固有の存在であると同時に、「ヒトの個体」という匿名性にも開かれた存在であるということ。これがためにこそ、「私」においては、差異と同一性の双方の起源としての特権的な位置が付与されるのです。

そもそも「私」という一人称の成立には、一つのアポリアがあります。通常の学習理論では、なぜ人は「私」という概念を修得するのか、うまく説明できません。ラカンの鏡像段階が典型ですが、自分の鏡像を眺めて喜ぶ子どもの背後から、母親が「そう、それはお前だよ」と声をかける、そこで自我の全体像が視覚的に先取りされる、という自我の成立過程において、どのようにして「お前」という刺激語の反復から「私」が析出してくるのでしょうか（大人による「ぼく」といった一人称的な呼びかけはあり得ますが、男子限定で一般化はできません）。

表2　自我障害の三つの形態

統合失調症	アスペルガー障害	解離性障害
象徴的機能の 後天的障害	象徴的機能の 先天的障害	象徴的機能は障害されない
隠喩機能の暴走 言語＝現実	隠喩の機能不全 言語＝記号	隠喩機能は正常
心の理論の過剰 文脈理解の困難	心の理論の欠如 文脈理解の困難	心の理論は正常 文脈は理解できる
内省の他者化＝幻聴 まなざし＝主体簒奪	内省困難 愛情＝主体化への恐怖	内省の貧困 トラウマ＝主体化
自我境界の障害 ＝思考伝播、させられ体験	対象への過剰同一化 対象の相貌化	自己が多重化する
象徴の「現実」化 →症状としての「作品」	脳機能（OS）の前景化 →サヴァン症候群	—
仮想（階層）空間への 親和性が高い	仮想空間への 親和性が高い	—

ここには一種の「暗闇の跳躍」があるわけですが、例えば自閉症スペクトラム障害の子どもが苦手とするのがこうした跳躍です。彼らはしばしば自分の欲求を二人称で表現することが知られています（ジュースが欲しいとき「お前ジュース飲む？」と尋ねるなど）。さきほどの表で言えば、統合失調症や解離性障害では、こうした混乱はあまり生じません。

綾屋は発達障害当事者として、自閉症スペクトラム障害における「私」の成立困難を次のように記述しています[18]。彼らは例えば、じぶんの空腹感や気温の高低や、疲労感をうまく感じたり、適切に対処したりすることができません。それは「大量の身体感覚を絞り込み、あるひとつの〈身体の自己紹介〉をまとめあげる」作業に、人よりも時間がかかるためです。長く食事をしないでいると、「ボーっとする」「動けない」「血の気が失せる」「頭が重い」「胃のあたりがへこむ」といった、バラバラの感覚情報が彼女を襲います。しかしこれらの感覚は、彼女の中で、ひとまとまりの「空腹感」を構成しません。放置すれば低血糖で倒れてしまうため、彼女は「一定の時間になったら上司に断ってソバ屋でソバを食べてまた戻って仕事をする」という行動パターンを自分の中に登録しておき、必要に応じてそのパターンを呼び出すというルールを設けて対処しているとのことです。

つまり綾屋は「私＝一人称」の主要な構成要素である「ひとまとまりの身体性」を維持することに著しい困難を感じているのです。本書の記述を読むと、綾屋は自分の身体にすら自己所属感を感じられない一方で、さまざまな事物にやすやすと同一化する能力を持っていることが窺えます。これは極論すれば、彼女の住む世界が関係性のパースペクティブを欠いているという意味で、汎三人称的な世界と言えるかもしれませんが、この点についてはここでは深く立ち入りません。

綾屋の指摘から私たちは「人称の身体性」の豊かな手がかりを得ることができます。

この点を、別の視点から検討してみましょう。人称は他者との関係性の隠喩でもあります。それゆえ非常に多義的です。この多義性を処理する上でも、私たちの身体性は重要な意味を持っています。多義的な隠喩の意味を一つに絞り込んでくれるのは、論理ではなく文脈です。後ほど述べますが、状況の文脈を理解する上では、身体の持つ有限性が決定的な意味を持ちます。つまり、隠喩の基盤にあるのは、私たちの身体なのです。

知られる通りジョージ・レイコフは、比喩表現の基盤のひとつに身体性を想定しています[19]。レイコフとジョンソンは、ヒトの身体を意味発生の中心においています。概念構造が有意味なものとなるのは、それがわれわれの概念形成以前の身体的経験から生じ、その身体的経験と結びついているからと考えるのです。概念形成以前の身体経験には「基本レベル」と「運動感覚的イメージ・スキーマ」があるとされます。「基本レベル」とは「環境内で一応うまく機能できるように進化させてきた理解の水準」のことで、象をキリンや虎から区別し、歩くことを走ることから区別するような理解を指します。「運動感覚的イメージ・スキーマ」とは、「私たちの知覚における相互作用、身体経験、そして認知操作の繰り返し登場する構造、あるいはこうしたものの中にある繰り返し登場する構造」のことであり、「私たちにさまざまな経験の間の関係を理解させてくれる水準」を指しています。〈容器〉や〈経路〉、〈上／下〉、〈前／後〉などの区別はこの水準で成立します。このときメタファーは、身体を基盤とした「私たちの経験と理解（私たちが『世界をわがものとする』仕方）が整合的で意味あるものとして構造化される過程に寄与する」ことになります。

　単に事物の意味を知るだけならば「基本レベル」で十分ですが、ある事物を別の事物に喩える場合には、経験と経験の関係（＝文脈）を理解させる水準、すなわち「運動感覚的イメージ・スキーマ」が必要となるでしょう。以上の議論から、「人称」の成立において「身体性」が決定的な意味を持つことは容易に理解されるはずです。少なくとも治療という文脈で人称を扱うとすれば、個々人の有限な「身体」という前提抜きには考えられない。私はそのように考えています。

　「対話」と「人称」の関係を考えるということは、こうした「身体性」について考えることにほかなりません。対話における身体性の大切さは、セイックラの著作でも繰り返し強調されています。

「対人援助に携わる人たちにとって、難しいけれど大事なことは、包括的に身体化された一個の生身の人間として、その瞬間にその場に居合わせ、あらゆる発言に応えることなのです。これこそが「存在への一回性の参画」を意味しています。一回限りの瞬間に居合わせるということは、当たり前すぎて冗長に響くかもしれませんが、参加できるのは当然目の前のその瞬間だけであり、どんなことも一回しか起こらないということを意味しています[3]」。

身体のポリフォニーへ

余談ながら、いわゆる「ＡＩ」の限界もここにあります。ＡＩが意味を処理できない、三宅によればいわゆる「シンボルグラウンディング問題」の原因の一つが「身体性の欠如」です[20]。私なりに言い換えるなら、身体性を欠いた知性には、隠喩と文脈が理解できないのです。いずれも対話には不可欠な要素ですから、ＡＩには対話もできない、という結論になります。これはＡＩに身体機能を実装すれば済むという問題ではありません。身体性、とりわけセクシュアリティを存在論的な起源にインストールし、そこから事後的に言語を生成するという「人間の条件」と合致しない限り、ＡＩが「意味」を理解し「対話」することはないでしょう。

対話の要件としての文脈、隠喩、意味。それを可能にする「身体性」と「人称」。本稿での私の議論を要約すると、ほぼこれだけになります。難しいのは「身体性」というものが、無限に記述可能であるという厄介な性質を持つことです。語の定義や議論の範囲を限定しようとする哲学には扱いにくい領域です。この扱いにくさゆえに、身体論は誘惑的なのでしょう。

閑話休題、リフレクティングにおいて顕著だったように、発声し、感情を表出し、共感性を媒介する身体こそが、対話のフィールドを提供します。こうした対話が、何故に治療的な効果を持ちうるのでしょうか。

まず一般論として、多くの精神障害にとって「病的体験の言語化＝物語化」は治療的な意義を持つという事実があります。これは、無意識に抑圧された葛藤や欲望を語ることで症状の改善（除反応）につながるというフロイト以来の発想であり、精神分析の起源の一つでもあります。また、現代においても精神療法の重要な基本原理となっています。ここまでの文脈に置き換えるなら、それは匿名的な欲望や苦痛や恐怖を一人称の視点から言葉にすることで意味づけ、主体化することを意味しています。

対話の特異性は、こうした言語化の後で、その経験の「共有」を図ることです。このとき症状は、私の身体を通じて意味を獲得し、その意味が「われわれ」の複数の身体のもとで共有されることになります。もっとも、それは単なる共有ではありません。

無知の姿勢、あるいはリフレクティングにおいて起きることは、人称性の転換と、人称の相互陥入、それに基づく双方向的な変化です。それは「われわれ」の複数の身体性のもとで可能となるポリフォニックな空間であり、しばしば誤解されているような多幸的な一体感とは無関係です。安易な自他の溶融を予防するものが人称性であり、〈われわれ―なんじら〉の複数の身体は、最後まで維持されるのです。

哲学者のジョン・ショッターは、まさにＡＩについて論じた論文においてバフチンを引用し、対話可能なＡＩを作成するための条件を列挙しています[21]。第一に、未来志向的であり、互いに反応しあいながら、覚醒と興奮をめざして、予期の姿勢をとっていること。その機能は、個々の人々が社会的に共有可能な成果を達成するための協働を可能にすることです。第二に、それが創造的であり、想定を超えた変化をもたらし、それが生ずるであろう状況に対して適切であること。ショッターはあきらかに、これらがＡＩには達成不可能であるという前提でこの提案をしています。とりわけ予期―反応の組み合わせは、身体性を基盤としなければ成立しません。

ＯＤにおいては、対話そのものが、言語化される一歩手前の身体的な反応の応酬として記述される場合もあります。よって対話の参加者は、ミーティングの場に身体を持ち寄り、他者の発話に身体的に（≒感情を込めて）反応しなければなりません。つまりその場に居合わせること、すなわち「現前性」が重要な要素となるのです。

「同じ空間を共有しない中立的な観察者という立場からは、セラピストと家族が一緒に座っている場での、包括的で身体化された共有体験というものを理解することがきわめて困難になります。こうした経験抜きに、安易に語られ聴き取られる言葉は、単なる筋の通っただけの叙述と化してしまうでしょう[22]。」

この記述に追加するべきことがあるとすれば、身体性とは、単なる感情や反応のための媒体ではない、ということでしょうか。私たちは身体性において「人称」を獲得し、身体を丸ごと動員した対話のポリフォニーにおいて――「リフレクティング」の説明で述べたように――「人称」を交換しあい、多人称的とでも言うべきポリフォニックな空間を通過することで、新たな意味と主体性を獲得することになります。

繰り返しますが、オープンダイアローグの空間は、一部の集団療法的な空間がそうであるように、人称を溶融させる多幸感のもとで特定の価値観への誘導がなされる場所ではありません。多様な差異の振動のもとで、「『あなた』が主体的に振る舞える空間を作り出す[23]」ための場所なのです。

参考文献

（1） Arnkil, T. E., Seikkula, J., *Dialogical Meetings in Social Networks*. Karnac Books, London, 2006.（高木俊介訳『オープンダイアローグ』日本評論社、二〇一六年）

（2） Olson, M. E., Seikkula, J., Ziedonis, D., *The Key Elements of Dialogic Practice in Open Dialogue: Fidelity Criteria. Version 1.1*, 2014. http://umassmed.edu/psychiatry/globalinitiatives/opendialogue/

（3） Seikkula, J., Arnkil, T. E., *Open Dialogues and Anticipations: Respecting Otherness in the Present Moment*. National

Institute for Health and Welfare, Tampere, 2014.

（4）ＯＤＮＪＰ編著「オープンダイアローグ対話実践のガイドライン」https://www.opendialogue.jp/

（5）斎藤環『オープンダイアローグとは何か』医学書院、二〇一五年

（6）斎藤環、森川すいめい、西村秋生「オープンダイアローグ（開かれた対話）による統合失調症への治療的アプローチ」『精神科治療学』第三二巻五号、六八九―六九六頁、二〇一七年

（7）Seikkula, J., Alakare, I. B., 講演「創始者が語る オープンダイアローグ――誕生の物語と未来への可能性」二〇一七年八月二〇日、於東京大学安田講堂

（8）Andersen, T., *Reflecting Processes. Acts of Informing and Forming.* Guilford Publication. New York, 1995.（鈴木浩二訳『リフレクティング・プロセス（新装版）――会話における会話と会話』金剛出版、二〇一五年）

（9）矢原隆行『リフレクティング――会話についての会話という方法』ナカニシヤ出版、二〇一六年

（10）Anderson, H., Goolishian, H. A., Human Systems as Linguistic Systems: Preliminary and Evolving Ideas about the Implications for Clinical Theory. *Family Process*, 27(4): 371–93. 1988（野村直樹著・訳『協働するナラティヴ――グーリシャンとアンダーソンによる論文「言語システムとしてのヒューマンシステム」』遠見書房、二〇一三年）

（11）マルティン・ブーバー著、植田重雄訳『我と汝・対話』岩波文庫、一九七九年

（12）Bakhtin, M., *Toward a Philosophy of the act.* Austin, University of Texas Press, 1993.

（13）中上健次、小島信夫 対談「血と風土の根源を照らす――『地の果て 至上の時』をめぐって」『地の果て 至上の時』小学館、二〇〇〇年

（14）エマニュエル・レヴィナス著、合田正人訳『全体性と無限――外部性についての試論』（ポリロゴス叢書）国文社、一九八九年

（15）斎藤環『文脈病』青土社、一九九八年

（16）中井久夫「リュムケとプレコックス感」『季刊精神療法』第三巻、八一―九二頁、一九七七年

（17） Seikkula, J., Olson, M. E., The OPD Approach to Acute Psychosis: Its Poetics and Micropolitics. *Family Process*, 42(3): 403–18, 2003.

（18） 綾屋紗月、熊谷晋一郎『発達障害当事者研究 ゆっくりていねいにつながりたい』医学書院、二〇〇八年

（19） George Lakoff, Mark Johnson, *Metaphors We Live By*. University of Chicago Press, 1980.（渡部昇一、楠瀬淳三、下谷和幸訳『レトリックと人生』大修館書店、一九八六年）

（20） 三宅陽一郎『人工知能のための哲学塾』ビー・エヌ・エヌ新社、二〇一六年

（21） John Shotter, Why Being Dialogical must Come before Being Logical: The Need for a Hermeneutical–Dialogical Approach to Robotic Activities. *AI & Society*. 2017. https://doi.org/10.1007/s00146-017-0697-4

（22） Seikkula, J.,Trimble, D., Healing Elements of Therapeutic Conversation: Dialogue as an Embodiment of Love. *Family Process*, 44(4): 461–75, 2005.

（23） ケロプダス病院スタッフ、Mia Krutti の発言

私は思考しうるか？

谷　徹

はじめに

論題「私は思考しうるか？」は二義的である。すなわち、〈私〉は〈思考する〉能力をもつか、そして、〈私〉は〈思考する〉の対象になりうるか。言語を軸に据えると、前者の〈私〉は主語（subject）であり、後者の〈私〉は目的語（object）である。両者は同一的だろうか、差異的だろうか。これらとは異なった関係もありうるかもしれない。

他方、〈思考する〉という動詞は、哲学ではcogitareと結びつく。デカルトのcogito（私は思考する・われおもう）は——そうしようとすれば——〈考える〉と〈感じる〉に分解可能であろう。言語を軸に据えると、〈考える〉と〈感じる〉は同一的だろうか。これに対応して、〈考える私〉と〈感じる私〉は同一的だろうか、差異的だろうか。これらとは異なった関係もありうるかもしれない。

主語でも目的語でもある〈私〉、〈考える〉でも〈感じる〉でもある〈思考する〉。これらをとおして、これらが相互に媒介しあう薄暗い谷間を（よりふさわしく）言語で明示するという今回の考察の課題を、あらかじめ暗示するのが右の論題である。

論に入る前に、まず木村敏氏から伺った話を紹介するのがよいだろう。私の記憶が正しければ、氏の著作がフランス語に訳されるとき、氏の「自己」という語がmoi（直訳すれば一人称の「私」）に訳されていたので、訳者と話し合ったが、訳者はこれでよいと言ったとのことだった。これは、（moiのような）西洋語の人称代名詞の守備範囲が日本語とは異なり、日本語の「私」のみならず「自己」も含むらしい、ということを示唆している。氏の「自己」は単純に語学上の概念に解消されないように思われるのだが、ともかくも、この話は人称の問いに示唆を与える。そこには語義の「ゆらぎ」がいつも生じるからである。

ここで、渋谷治美氏によるカントの翻訳を引用したい。「それにしても、すでに少ししゃべること（sprechen）ができるようになった幼児が、とはいえ少し間をおいて（遅くもほぼ一年後に）ようやくボク〔アタチ〕（*Ich*）を使って話し（reden）はじめるという事実があるが、それまでは自分のこと（von sich）を三人称（in der dritten Person）で話していた（sprach）のに（カールは食べたい、カールは行きたい、等々）、ボク（Ich）で話しはじめた瞬間にいわば一条の光（ein Licht）がその子に射しはじめたかのように、その日からその子はけっしてそれまでの三人称しゃべりに戻ることはないのだが、こうした一連の事実は注目に値する。——それ以前はこの子は自分自身（sich selbst）についてただ感じて（*fühlte*）いただけなのに、いまや彼は自分自身（sich selbst）を考えて（*denkt*）いるのだ。(1)」ここにもいくつかの明示的・暗示的な示唆が含まれている。

第一に目立つのが、幼児が「ボク〔アタチ〕」でしゃべる・話すということである。日本語の「ボク」は、幼児が最初に使う一人称（だとしよう）であるが、それとともに、親との〈関係〉のなかで機能する一人称でもある。(2)その後に生じる別の人間関係のなかでは、それは「オレ」や「私」など、他の人称代名詞に置き換えられうる。「ボク」に対して「アタチ」も男女の〈関係〉のなかで機能するだろう。日本語の人称代名詞は他者との〈関係〉〈間柄〉において機能し、これをそれなりに明示する。他方、ドイツ語ではどの場合も ich である。これは〈関係〉を明示しない。こうしたことは、しかし、常識であろう。

第二に（それほど目立たないが、これが重要である）、「私」（ボク・アタチ）と言語的に「しゃべる」・「話す」とき幼児は「自己自身を考えて」いる。長くなるので引用しないが、カントはこの引用の直前で、「考える」は「悟性（Verstand）の能力」だと明記していた。悟性は言語的であり、また、アゴラで表立って明示的に語ることに由来する「カテゴリー」と不可分である。言語的な一人称代名詞「私」の登場は「一条の光」（最初の明示性）に準えられるが、それ以前には、幼児は「自分自身」を「考えて」おらず、むしろ薄暗がり（非明示性）のなかで「自分自身」を「ただ感じていただけ」である。そうした「感じる」に言語的・人称的な「私」が対応しない(3)とすれば、誰が対応するのか。「自分自身」（自己）だろうか。では、その「自己」とは誰だろうか。「私」と「自己」は同一的だろうか、差異的だろうか。これとは異なった関係をもつかもしれない。

さて、日本語の「人称」に対応する Person は「人格」とも訳される。この「人格」という品格溢れる言葉は古来の言葉のように〈響く〉が、井上哲次郎が、自分が「パーソナリティ[4]」に対して作った新造語だ、と述べている[5]。それは西洋的概念である。西洋の伝統では、Person[6]は、「三位一体」の「位格」と絡んで、また「みことば」（logos, verbum）と絡んでいるが、近代に向かう頃に「このもの性」（haecceitas）がそれに結びつき、その後の「個体・個人」の概念につながる。そして、ロックが、その個体・個人の議論のなかで、デカルト的な延長実体（物質的実体）とも思考実体（非物質的実体）とも異なる「意識」を軸にしてpersonal identity（「人格の同一性」と訳しておく）の概念を打ちだした。これは「私」に関わるとはいえ「あなた」との交換可能性（「私」は「あなた」にとっての「あなた」になる）については明示されない。カントは、物件でないPerson（人格）を「理性的存在者」とみなし、その自由、尊厳などを論じたが、このPersonも個体的である。対してヘーゲルは（ばらばらな個体を統一する）共同体的な原理として「精神」（Geist）を中心に据えたが、これは三位一体の「第三の位格」である「聖霊」と結びついていた。この概念で問題になるのは、大きくいえば複数性（共同体）と単数性（個体）との関係である。特筆すべきはキルケゴールであろう。「いまこそ私は心静かに目を私自身のうえに見すえようと思う。そして内面的に行為することをはじめようと思う。それによってのみ私は、ちょうど子供がはじめて意識的な行動をとったときに自分を『私が』と呼ぶのと同じように、これまでよりいっそう深い意味で私を『私』と呼ぶことができるだろう[7]」。子供が「はじめて意識的な行動をとったとき」に自分を（言語的・明示的に「私」と呼ぶのは「いっそう深い意味で」私が「私」と呼ぶのと類比的であり、後者の「私」はキルケゴールの意味での「精神」（aand）ないし「自己」の概念に、そしてまったく代替不可能なものとしての「単独者」という反ヘーゲル的な単数的（唯一的かもしれない）一人称にもつながっているだろう。これらも言語と深く関わっている。こうしたPersonが、おそらく井上以後、「人称」とも和訳されたのだろう。

「人称」というと、文法表にしたがって、一人称、二人称、三人称を同列に設定したくなるが、言語学者のバンヴェニストは三人称を「人称」から排除した。彼は人称を対話の現場に限定して捉えており、一人称と二人称はそこに現前するが、三人称は対話の場面に現前しないからである。しかし、そうだろうか。三人称も別の意味で現れるかもしれない。

日本に目をうつすと、井上哲次郎以後、とりわけ和辻哲郎以後、西洋哲学との「あいだ」でさまざまな哲学が展開し、いまも展開しつづけている。

以上の前置きで共通テーマ「人称の成立とゆらぎ」に対する私の視角も暗示されたと思う。それが（よりふさわしく）現れてくるように言語で語ることを私は試みる。今回のモットーは、現象学の **zu den Sachen selbst**「事象そのものへ」を「拡大」した **zu den Personen selbst**「人格・人称そのものへ」である。言うまでもないことではあるが念のため、現象学の問い方について述べておきたい。たとえば机が直観的に現れている。これは（たいていは客観的と思われている）事実である。また、言語において人称代名詞の「私」（われ）と「あなた」（なれ）が交替可能であるというのも、（客観的と思われている）事実である。こうした事実（ただしけっして自明でない事実）が出発点である。そこから、言語的・人称的な「私」がそもそもどのように成立するか（成り立つか）、どのようにゆらぐかを、いわば考古学的に[8]（直観的な根源に立ち帰って）問い、そこに「現れてくる」事柄を言語にうつす。これが以下の作業となる。

1 〈私〉の哲学、〈自己〉〈おのれ〉の哲学

〈私〉を哲学の問題とすると、デカルトの je pense, donc je suis「私は思考する、ゆえに、私はある」が思い出される。この命題を示したとき、デカルトにとって〈私は《思考する》能力をもつ〉ということは自明だったのだろう。ただ、ここで〈思考する〉という動詞の主語は〈私〉だが、その目的語は記されていない。目的語は〈私〉だろうか。いや、ここでは動詞だけが重要で、目的語はなんでもよいのだろう。

他方、先のカントの議論にしたがえば、言語的な悟性の意味で〈考える〉(denken)ことができるのは、人称的な〈私〉である。とはいえ、デカルト自身は、木村氏もよく引用されるが、(右の penser に対応する) cogitare〈思考する〉とは、厳密には videre videor〈見ていると思われる〉、〈見る作用が見える〉(視覚的に現れること自体が(内的に)現れる)ということだと記していた。この場合、重要なのは動詞(作用)である。しかも、この箇所でデカルトはそれを sentire〈感じる〉とも言い換えている。デカルトの videre videor としての cogitare は、カントの denken〈考える〉よりも fühlen〈感じる〉の次元にあるとも解釈できよう。とすると、これに応じて、デカルトの〈私〉は非先人称的・非言語的な〈自分自身〉(自己)を/も示していることになる。いや、デカルトは言語的と非言語的との区別をしてない、というべきであろう。〈私〉と〈自己〉を重ねているのだろう。

いずれにしても、videre videor は〈自己意識〉(見るなどの作用それ自体の意識)であり、自己意識はその後も重要な哲学者たちが取りあげてきた。フッサールもそうである。彼は、videre videor に対応するものを「体験」(Erlebnis)という概念のなかで見出した。[9] 基本的なことから述べると、videre すなわち Sehen〈見る〉という〈作用〉のなかで対象としての〈見られるもの〉が〈現出する〉——このことをフッサールは「おのれを構成する」[10]

とも言う。〔意識〕作用というと〈主観的〉だと思われるかもしれないし、フッサール自身もそう述べるが、重要なのは、〈（主観的な）見る〉という〈作用〉のなかで〈（客観的な）見られるものが見えてくる〉という相関的な関係である（外部にそれ自体で存在することとみなされる「客観性」は、現象学では遮断される）。〈作用〉のなかで〈現出者が現出してくる〉、もう一歩進めると〈存在者が存在してくる〉、〈あるものがあってくる〉。もう少し正確にいうと、〈作用〉のなかで（多様な）諸現出を媒介／突破して〈（同一な）現出者（対象）が現出してくる〉。これが「現出する」の――ただし「外的に現出する」の――基本的な仕方である。ここでは、多少粗雑になるが、この〈作用〉を〈現出する〉とほぼ互換的に使う。この動詞的な〈作用〉・〈現出する〉は、名詞的な〈対象〉・〈現出者〉と相関的で切り離されないが、区別はされる。

　作用それ自体は現出せず意識されないのか。現出するし意識されてある、ただし、右の〈現出する〉の基本的な仕方とは異なった仕方で。これをフッサールは当初「体験されてある」と呼び、その後この「体験されてある」を時間論のなかで詳細に分析した。そこに登場するのが「「内的」把持」である。「把持」（ないし「過去把持」）は、ある程度知られている概念だろう。しかし、内的把持は、たとえばたった今過ぎ去った現出としての音の把持ではない。音の把持は「「外的」把持」である。内的把持は、〈聞く〉とか〈見る〉という作用それ自体の把持である。音が、ただの音の感覚ではなく、たとえばチェロという対象「の」[11]音として外的に現出する――おのれを構成する――のはあくまでも〈聞く〉という作用のなかのことだが、この作用それ自体が内的に把持されるのである。内的把持の機能は「縦の志向性」という語で説明される。「縦の志向性が、すなわち、〔意識の〕流れの進行のなかでおのれ自身との恒常不断の合致統一のうちにある志向性が、〔意識それ自体の〕流れを貫いていくのである。絶対的に移行していくなかで、流れつつ、最初の〔意識それ自体の〕原感覚はその原感覚の把持へと変転し、この把持はまた、この把持の把持へと変転し、そしてこうしたことが続いていく。[12]」要するに、作用は、内的把持によって、自己自身と合致するとして統一され、自己現出するのである。[13]もっと正確には、もろもろの作用はひとまとまりのものとしておのれ自身を内的に構成する。[14]諸作用は、たがいに（意識時間上の）差異をもつのだから、バラバラ（に分裂的）であってもよさそうなものなのに、合致統一によって自己同一化するのである。しかも、そのことによって成立する統一的な意識流が自己自身に現出する、すなわち、それは自己自身に意識されてある。とはいえ、この場合、作用それ自体の統一性と自己意識が問題なのだから、意識は自己自身を対象（目的語）にしているわけではない。内的把持は、作用それ自体の内的な統一的な自己現出・自己構成・自己意識に関わるのである。ここで示されたことは、〈現出する〉の基本的な仕方からすれば、驚くべきことであろう。

とはいえ、作用それ自体とその自己意識とのあいだに、フッサールは微妙な差異も認めている。「〔この自己構成の場合には〕〈構成するもの〉と〈構成されるもの〉とが合致するが、それでも、もちろん、両者がすべての観点で合致するということはありえない。〔時間構成する〕意識流の諸位相のなかで、まさに当の意識流〔それ自体〕の諸位相がおのれを現象的に構成するが、そうした〔前者の〕意識流の諸位相は、それらの構成される諸位相と同一的ではありえないし、そして実際にもそうでない。[15]」この差異にもかかわらず、両者は（健常性の場合には、と付け加えるべきかもしれないが）やはり自己同一化する。そうでなければ、作用の〈自己〉が成り立たない。

その後でフッサールは、まだ把持されていない位相としての原印象的位相の作用はまったく現出しないのか（まったく意識されてあることがないのか）と問う。そして、次のように述べる。「意識（Bewußtsein）とは必然的に、その諸位相のいずれにおいても〈意識されてある〔という存在〕〉（*Bewußtsein*）のことである。[16]」つまり、原印象的位相でも（意識作用が意識されてあるという）自己意識が成立しており、だからこそ、作用は意識作用なのである。[17] フッサールは、意識作用それ自体が意識されてあることを「原事実」（Urtatsache）だとした。原事実は、単なる偶然の事実ではなく、かといって単なる本質の必然性でもなく、その両者に先立ち、両者が現れることを可能にする最も根源的な事実、それ以上（考古学的に）遡れない事実である。仮にも――理論上こういうことも可能だろうが――作用それ自体がまったく意識されていないならば、作用は、たとえ〈ある〉としても、〈意識されてある〉にならない。作用はそれ自体無意識的になる。〈自己〉は、この原事実が成立していなければ不可能である。いや、この原事実が成立していなければ、すべてが、〈われわれ〉――と言っておく――が現に経験しているようなもの（考古学的な問いはこれを出発点にして原事実を発掘したが）ではありえなかっただろう。

ここで疑問が生じる。原印象的位相でも自己意識（「原意識」とも呼ばれる）が成立しているならば、フッサールはなぜ内的把持を先に解明し、そこから原印象的位相の原意識に論を進めたのか。これを（考古学的に）解釈すれば、根源は最後にしか発掘されないからだろう。あるいはまた、明示性の問題と解釈すれば、根源としての原意識は内的把持よりも暗いからであろう。すなわち、自己意識ないし自己現出には位相によっていわば強度ないし明るさの差がある、ということである。原印象的位相でも作用の自己意識ないし自己現出は成立しているが、しかし、それの強度（明度）という点ではむしろ弱い（暗い）。逆説的に響くかもしれないが、比喩的に言えば「灯台もと暗し」である。

意識作用は、内的把持によって、言い換えれば原印象的位相からの（時間的）隔たりによって、自己現出の強度を増して明るくなる。つまり、意識作用は、時間的に一度ある程度（そのいわば犯行現場である）原印象的位相から遠ざかることで、自己自身にとって明るさを増すのである。言い換えれば、意識作用の自己現出の明るさが増すためには、その自己現出の内部に、あるいは自己の内部に、時間的・動詞的に、微細な差異を産み出さねばならない。これはまた自己のゆらぎも生じさせるだろう。こうした差異、ゆらぎは、なぜ生じるのか。意識作用の〈自己現出する〉それ自体が、おのれにとって、直接性というより媒体性の構造をもっているからだと私は考える。

右で「……意識流〔それ自体〕の諸位相が現象的におのれを構成する……」と記述されていたが、この「おのれを構成する」(sich konstituieren)という再帰的な語法をフッサールは多用する。これの本来的な意味が重要になる。通常の能動態の動詞は主語と目的語とをもつ(主語と目的語は基本的に別々である)。これに対して右の語法では主語と目的語とがたまたま「同一」になっているのだろうか。そうではない。この〈おのれを構成する〉は、動詞的な意識作用が外に向かわず内に(再帰的に)向かうことで、その動詞の作業が完成される、といったことを意味する。右の引用では、意識流それ自体が(動詞の作業によって完成されて)現象する、といったことになる。これは哲学的な中動態(Medium)である。

もう少し詳しく見よう。まず、通常の対象としてのチェロを聞くという場合(〈聞く〉だけに限定するが)をもう一度取りあげる。常識的な捉え方では、はじめにチェロがそれ自体で存在していて、それから音を発し、それを受け取る意識(主語)「が」対象としてのチェロ(目的語)「を」聞く、とみなされる。しかし、現象学的には、この事例は次のように分析される。聞くという作用のなかで音が感覚されると、その音は、ただの音のままにとどまるのではなく、チェロという現出者「の」音的な現出として解釈・統握される。これに応じて、音的な現出を媒介にしてチェロという現出者が現出している、ということになる。これが、作用のなかで現出者(対象)

がおのれ（自己）を構成する、ということである――これは、見てのとおり、通常の主語と目的語の関係ではない。

しかるに、意識流（作用それ自体の連続性）がおのれを構成するという場合には、意識作用は、まさに作用であるがゆえに、現出者（対象）がそれのなかでおのれを構成するような（もうひとつの）作用を（さしあたり）欠く[18]。それゆえまた、チェロのような現出者（対象）も欠く。ところが、動詞的な作用（聞く）それ自体がまさにおのれ（自己）として現出する。やはり、はじめに自己なるものがそれ自体で存在していて、それから動詞的な作用を遂行するのではない。逆である。誤解を恐れず言えば（どのみち、ことばはことなりを免れないのだが）、**in principio erat verbum**「はじめに（動詞としての）ことばがあった」のだ。すなわち、はじめに動詞的に機能することによってはじめて、すなわち自己構成的に自己現出することによってはじめて、その作用が連続的におのれ（自己）を構成するのである。こうして意識流（作用それ自体の連続的統一性）がまさに自己として現出する――これも通常の主語と目的語の関係ではないが、ただし、この場合の自己はまだ現出者（対象）ではなく、現出の次元にある。以上は単なる冗長表現とかトートロジーではなく、むしろ、意識作用それ自体の（自己再帰的な）自己構成の表現である。

この作用と自己との（主語と目的語のように切り離されない）密着した関係が、先には（「内的」把持」のように）「内的」という語で示されていた――これに対してチェロの場合は「外的」として示される。しかし、先に取りあげられたのは把持であった。とすると、内的把持以前には（原印象的位相では）自己が欠落しているのだろうか。そうではない。作用はいつも（自己現出の完成に向かって）機能している。原印象的位相が把持的位相に移行することは、〈おのれを構成する〉ということを「触発する」――「自己触発」である――が、しかし、未来方向へのいわば「「内的」予持」も恒常不断に生じているし、両者の中間の薄暗い谷間の原印象的位相においても自己は（初発段階において・未完成に・非明示的に）いつも湧出しつつある。把持や予持によって自己は、より明示的になる。それでも、自己は対象ではなく、また対象のように目立つわけではない。それはなお暗い。作用の起点の（原印象的な）自己現出・自己意識は最も暗い[19]。

だが、意識作用は、過ぎ去った意識作用を再想起することができる。この場合、再想起は、過ぎ去った対象だけを再想起するのではない。むしろ、再想起が過ぎ去った作用を再遂行・再生することによってこそ、過ぎ去った対象が現出する。この場合、作用どうしの関係が問題になるが、現下の再想起の作用は過ぎ去った作用と暗黙のうちに（その差異をいわば飲み込んで）自己同一化する。過ぎ去った作用は、非明示的なまま忘却されることもあるが（いや、このほうが多い）、時間的に離れた再想起によって（同一化されて）明示化される。仮にこのように同一化できないとすれば、再想起された作用は再想起の作用にとって自己のうちに統一できないということになる――このことが逆に「他者」の構成にも関わる[20]。再想起が再想起であるかぎりは、自己の同一化が生じる（自己でない他者の作用を再想起することは、そもそもできない）。では、同一化によって構成されるふたつ（以上の）作用の同一性・統一性は直ちに〈私〉であろうか。カントの純粋自己統覚ではそうかもしれない。フッサールの場合には、分析過程の補足説明が必要である。

フッサールは時間意識の分析では〈私〉について語らなかった。それどころか、彼は当初、（志向的）体験・意識に〈私〉を認めていなかった。「……自我というのは、この場合、通常の経験的な（empirisch）自我です。関係づけの「中心」点としての、中心としての等々の純粋自我などは、フィクションです。私が根源的で実在的だと思うのはただ（互いに内的に編み上げられた）志向的諸体験だけです[21]。」この「（互いに内的に編み上げられた）志向的諸体験」は先述の構造をもった「縦の志向性」と重なる。他方でフッサールは、言語の次元の問題として、〈私〉が特定の誰か／何かを意味せず、そのつど指示するものを代える「偶因的」表現だとも述べていた。「私」が対話においてそのつど谷を指示したり、森氏を指示したりするということである。ところが、その後、フッサールは純粋自我あるいは現象学的自我を認めた。「体験の概念は、「内的に知覚されるもの」および〈この意味で意識されるもの〉から、〈経験的自我を志向的に構成する「現象学的自我」〉の概念へと拡大された。[22]」（志向的）体験が「現象学的自我」（「私」）に「拡大」されたのである。（志向的）体験は時間意識の分析の出発点でもあった。それは、そのつどの〈意識作用それ自体が意識されてある〉を含む。これが時間意識の分析のなかで作用の〈自己〉の自己構成に展開し、それがさらに右の「現象学的自我」（「私」）に拡大されたのである。

　フッサールは『イデーンⅠ』で「純粋自我」（現象学的自我＝私）をこう記述する。「世界とその世界に属する経験的主観性とを現象学的遮断したあとでも、その残余として、われわれには、ひとつの純粋自我があくまでも残り続けるし、――さらにわれわれがここで適切な留保を付けるとすれば――（その遮断のあとでは、各体験流について、それぞれ、原理的に異なった一つの純粋自我が、あくまで残り続けるわけである）。そうだとすれば、そうした純粋自我の形で〔＝体験流ごとにそれぞれ異なった純粋自我とともに〕姿を現わしてきている（**sich darbietet**）ものは、一つの特種な――或る意味では、構成されたのではない――超越物、つまり内在的場面の中に潜む一つの超越物（*eine Transzendenz in der Immanenz*）であろう。[23]」引用文中の「各体験流について、それぞれ、原理的に異なった一つの純粋自我」は外的なチェロのひとつの「音」現出に対応するだろう。他方、「一つの超越物」――「超越者」という訳のほうが適切に思われるが――は外的な（同一の）「チェロ」現出者に対応するだろう。右の「純粋自我」は右の「超越物」の現出である。とはいえ、この「超越物」は「内在的場面」のうちにあり、「現出」の次元にある、というより、むしろ「現出」の次元よりももう一段階内奥に位置する。それが「現出者」に対応するならば、それは諸現出を媒介・突破して「構成された」（あるいは、おのれを構成した）ということになりそうだが、フッサールは「或る意味では、構成されたのではない」と言う。これは、外的に構成されたのではないのである。それだけでなく、これは、むしろ、後年、内的な「発生」という次元を拓くものであろう。そして、そのなかで発掘されるべきもの、後年フッサールが「原自我」と呼ぶものを暗示する。これが、さしあたりいまは、sich darbietet という（中動的な）再帰動詞のなかで（それぞれの体験ごとに異なった見る純粋自我、聞く純粋自我、再想起する純粋自我などとして）現れる。

もうひとつ、原自我でない「自我」（私）は、「ボク」の語法が示すように「他我」（「あなた」など）との関連のなかでのみ機能することを忘れてはならない。ただし、それが他我と関係するのは「世界」のなかでのことである。経験的主観性でない純粋自我も、他我との関係のなかではこのことをいわば背負う。これについては後述しよう。

なお、フッサールの「対象」の語義は一義的でないが、ここでひとつ、あまり知られていないことを指摘したい。彼は、「対象」（Gegenstand）の語と「現にそこに立つ」（dastehen）という語と組み合わせて使うことが多いのである。「現にそこに」は、それ以上のなにかの媒体にならない終着点として顕わになっていることを意味する。それゆえ、「現にそこに立つ」はいわば〈目立つ〉を意味する。対象は目立つ。それを可能にする作用は自己現出しても目立たず、その自己現出の拡大としての自我（私）も、現出としてみれば「音」現出に対応するとしても対象に比べて目立たない。ところが、右の eine Transzendez in der Immanenz はさらにもう一段階内奥に位置するかぎり、「チェロ」現出者に対応するはずであるのに、目立たないどころか、さらに暗い。右の邦訳をした渡邉氏がそれをことさらに「内在的場面の中に潜む超越物」と訳したのは、この暗さを感じ取ってのことだったのではなかろうか[24]。

さて、右の分析は、（フッサール自身がそう述べていたように[25]）『イデーンII』の当該の分析によって補われなければならない。ただ、説明順序（ロゴス）を無視して私が先走って口走ってしまった「媒体」の概念について、『イデーンI』も見ておかねばならない。

2 「媒体」とその「拡大」としての「媒介者」

周知のように、フッサールは、学問の危機、ロゴスの危機に対して、直接的なもの、直観的なものを考古学的に再発掘して、これのうえに学問、ロゴスを基礎づけようとした。学問、ロゴス（言語）は間接的なものである。では、直接的なものである直観はどうだろう。じつは、直観自体が媒体性をもっている。そもそも、最も直接的な知覚において、その対象は、諸現出を媒介・突破する仕方で現れる。

では、直観と言語との「あいだ」の関係はどうだろう。フッサールは言う。「ここには或る特有の志向的媒体（intentionales Medium）があるわけであって、その媒体がその本質上持つ際立った特色は、ほかのすべての志向性を形式および内容の面からいわば反映して（widerzuspiegeln）、固有の着色においてこれを模写し（abzubilden）、その際それらの志向性に、おのれ固有の「概念性」という形式を刻み込む（einzubilden）、という点にあるのである[26]。」

このようにフッサールは「志向的媒体」という概念を登場させた。「表現」すなわち「言語」は、知覚的なものを、widerspiegeln し、abbilden し、「概念性(27)」を einbilden する。この einbilden はカントの「構想力」(Einbildungskraft) と関係しているだろう。カントは構想力の図式を悟性（概念）と感性（直観）の媒介と見ていた。ここでの分析に関連すると思われる『論理学研究』の第六研究でフッサールは、感性的直観に対応しない言語的な成分が付与されることによって、言語的表現が構成されるということを述べていた。これを思い出せば、この einbilden は、言語的な（「概念性」という）「形式」を付与するということであろう。では、abbilden はどうか。これは通常「模写する」を意味する。しかし、言語と感性的直観は、対象の面でも作用の面でも似ていない（オノマトペという興味深い例外は再考されるべきだが）。前者は後者の単純な模写ではありえない。しかも、abbilden は einbilden と一体的に使われている。それは、直観から「引き離して（ab）形成する（bilden）」を意味しているように思われる。何から何を引き離すのか。直観においては、非志向的な単なる感性的成分（ヒュレー）から志向的な「意味」が構成されるが、しかし、両者は明示的に区別されていない。そこから「意味」を引き離すように思われる。そして、表現作用は、この「意味」に「カテゴリー的」な成分を付与して、言語的な「意義」を形成するのであり、このとき直観的な意味が言語的な意義によって「模写」される。かくして、言語的な表現作用は、直観対象の諸成分を（単に感性的な、非志向的な成分から）「引き離して（ab）」、志向的な意味の成分を遊離させ、それにさらに言語的な概念性(28)（カテゴリー的成分）を「刻み込んで（ein）」、意義をもつ言語的表現を「形成する（bilden）」。言い換えれば、表現作用は、直観作用から距離（差異）を産み出し、その「あいだ」に概念性を入れ込む。それの widerspiegeln（反映する）は、こうした仕方での「うつす」（言語に移しつつ映す）である。このことによって、直観的な対象の意味はよりいっそう明示化されて現れる。これがノエシス的な媒体（Medium）の機能である。そして、この機能は意識作用全般に「拡大」されるだろう。

実際、媒体機能は「身体」にも見られる[29]。言語表現よりいっそう直接的な媒体性をもつ身体は、『イデーンII』で「媒介者[30]」と呼ばれる。「……われわれにとって彼らの身体は通常はもちろん周囲の他の諸客観と同様、直観されて与えられており、そして身体と一緒に彼らの人格性も与えられている。しかしわれわれはそこに、外面的に互いに絡み合った身体と人格という二つの事象を見出してはいない。われわれが見出すのは、われわれと交流する統一的な人間であり、そして身体は人間という統一体に包含されている。直観される身体の内実によって――身体性一般の類型的な特徴、折々に変動する個々の特徴、例えば表情の変化、身振り、発言される《言葉》とその口調などによって――人々の精神生活が、すなわち彼らの思惟、感情、欲求、行状などが表現される（sich ausdrücken：おのれを表現する）[31]。」もうひとつ引用する。「身体が私の諸知覚や、事物世界にまで波及する私の諸作用の媒介者である以上、身体はただ単に私にとってのみ私の身体として、特別に主観的なものであるのではない。身体が（ただ単に感性を示すだけでなく）精神的なものをも表現している以上、身体は他者に統握されることによって一つの意義を、すなわち精神的な意義を獲得するのである[32]。」

身体は、「思惟」＝「考える」、「感情」＝「感じる」、「欲求」＝「欲求する」などの精神的な諸作用がそれを媒介しておのれを表現するところの「媒介者」（媒体）である。媒体は対象でない。それゆえ、それは現出していても（対象のように）目立つのではなく、むしろ目立たず、対象（右の諸作用）に向けて突破されてしまう。右の諸作用がそれにおいて媒介的におのれを表現している身体は、行為する身体、行為としての身体であろう。

もうひとつ、右の引用で、媒体に関して、**sich ausdrücken**（表現される／おのれを表現する）という語法が登場した。似たものとして、**sich darstellen**（描出される／おのれを描出する）、**sich darbieten**（姿が現れる／姿を現す）なども ある。これらはみな **sich konstituieren**（構成される／おのれを構成する）と同型である。この邦訳はいずれも適切でない。精神的なものは単に受動的に（他の能動性によって）表現されるのでもないし、単に能動的におのれを表現するのでもない。それは中動的（medial）に理解されることができる。これは、作用の起点から、いちど遠ざかって再帰し、作用の主語をより明示化する。たとえば、悲しいという感情は精神に起点をもつだろうが、しかし、それは精神内部で完成するわけではない。それはむしろ、泣くという形式・象りを刻み込まれた身体的行為へと（中動的に）表現される／おのれを表現することでこそ、他者にとってのみならず、悲しんでいる自己自身とっても、まさにそれとして明示的に現れる。身体はこうした内部と外部の中動的媒体（mediales Medium）である。

これは、坂部恵氏が「うつし」という概念で示した現象に重なる。内部のものは外部のものへの「うつし」によってより明示的に現れる。日本語の「おもう」と「おもて」は同根であり、内部の「おもう」という作用は外部の「おもて」への「うつし」によって明示的に現れる。これをフッサールの「媒体」と重ねて理解することができる。[33] もちろん日本語の「おもう」は、「考える」も「感じる」も、あるいはさらに他の作用も含む、きわめて射程の広い概念であるが、原理的には同じである。

身体は、内部の心から独立の外部ではない。むしろ、身体は媒体である。媒体として、身体は、（通常外部のものとみなされる）他のものと容易に共振・共鳴してペアになり（「対化」して）、おのれに再帰する。[34] リズム的な動きが典型例である。[35] 身体は他のものと共振・共鳴して、ミメーシス（模倣）的にいっしょに「まう」。「ふり」（「身振り」）をする。そして、「ふるまう」。坂部氏はかつて「身体が越境するのは当たり前である。越境しない身体は身体ではない」と述べたが、身体は他のものと共振・共鳴して越境する、おのれをうつす。それは、「悟性」（Verstand）が意味を論理的・言語的・明示的に「理解する」（verstehen）のに先立って、他のものを共振・共鳴的・非明示的に「感じる」（fühlen）[36]。他の身体とは、この意味で身体にとって似たものである。この場合にこそ間身体性が可能となる。この似たものどうしの共振・共鳴関係では、どちらが内部でどちらが外部か、曖昧である。すなわち、一方から他方に出て行くのか、入ってくるのか、曖昧である。基本的には両方向の運動が生じるのだろう。そうであってこそ、間身体的である。

さて、「おもう」という作用が身体的に「おもて」に現れるとすれば、人称的な「われおもう」（私は思考する）の「われ」（私）も、作用の拡大としてやはり身体的に「おもて」に現れるのではないか。身体は〈私〉の表現――もっと正確には原自我の表現――でもあるのではないか。

フッサールは身体を媒介にして他者経験を分析した。その中心概念が（右の「対化」とともに）「感情移入する」（einfühlen）である。これは、「自己移入する」とも「感入する」とも和訳されるが、なにより fühlen（感じる）という作用の「拡大」だと解される。これをフッサールは「再想起する」との類比関係のなかで分析する。〈再想起する〉という作用は（過ぎ去った）〈知覚する〉という作用の再遂行・再生である。知覚された対象が再想起されることなく過ぎ去る場合がある（むしろこのほうが圧倒的に多い）。再想起においては、時間的に遠ざかった対象が再帰しておのれを明示化する。中動的媒体の機能である。〈感情移入する〉という作用は「再想起する」という作用と類比的だが、身体によってもう一段階の中動的媒体の機能をもつ。すなわち、「おのれ」は、（対化によって）他の身体におのれをうつし、その身体からおのれに再帰することで、おのれを明示的に「感じる」のである。この運動の全体が「感情移入する」という概念で示されている、と解される。

そしてさらに言語的次元でも、この「感じる」と類比的なことが生じるだろう。本来の言語に先立つ言語現象として、おのれが他のものと共振・共鳴する現象、たとえば「口調」をまねる、韻を踏む、といったことがある。

〈他のもの〉の射程は広く、いわゆる人間でないものとの関係、自然との関係においても、たとえばオノマトペなどが働くだろう。これによる言語的な対化は感情移入と協働するだろう。そのとき、おのれはおのれを他の身体にうつし、さらに「理解移入する」(einverstehen)[37]。これがおのれに再帰して、おのれはおのれをより明示的にすなわち言語において人称的に「自我」(私)として構成する。おのれにとって、そうした他者が、言語的に〈理解する〉作用として理解移入されるがゆえに、おのれはおのれを明示的・人称的に(他者によって理解される)「自我」として理解するのである。こうしたことは「おのれ」(自己)の内部だけでは生じない。次のフッサールの記述は――komprehendierenといったおそらくフッサールの新造語(引用箇所では「共握する」とか「了解する」などと和訳されている)にein-versehenの運動をも含意させれば――こうした解釈を可能にするだろう。

「…〈他の諸精神を統覚するものとしての自分の自我(=私)〉は自分自身だけでは明らかに〈そのような仕方で――共握される(komprehensiv)[38]統一体として、精神として――統覚されている自我(=私)〉であるはずがなく、したがってそのように統覚されていない場合には、客観化されていない純粋自我として機能している〔にすぎない〕」。私は、他者を共握すること(Komprehension)によって、自分自身に関して、(精神的意味での)人間という統握にいたる。すなわち私が彼ら他者を〈私とは別の環境世界にとってだけではなく、彼らにとっては環境世界の客観である私の身体にとっても、中心となる成員〉として了解する(komprehendiere)かぎりで、そうなのである。[39]」

フッサールの他者論は、「自我」(私)から「他者」(他我)を一方的に構成しようとするとして評判が悪いが[40]、しかし、そこに媒体機能を確認すれば、別の側面も見えてくる。媒体機能は動詞的である。〈感じる〉と〈考える〉という動詞を含めた〈私は思考する〉は、〈私〉だけでは不可能である。〈あなたは思考する〉に媒介されてはじめて、〈私〉は〈私〉自身を明示的に〈思考する〉。このことを、verbum はそれ自体で自己明示化するには暗すぎる、それは、第二の位格（二人称）としての〈あなた〉へ遠ざかり、そこに現れ、そこから再帰することではじめておのれを第一の位格（一人称）として明示化する、などと言語化したくなるが、それはやはり誤解を招くかもしれない。禁欲的に人称に限定して言えば、「客観化されていない純粋自我」だけでは、人称的な「自我」は成立しない。「他者」（あなた）を媒介してはじめて、人称的な「自我」が明示的に現れる。

3　「意識されてある」の「拡大」としての「私はある」の「原事実」

「私」についてもうひとつ確認しておきたい。「この『私はある』（"*Ich bin*"）は、そう言う私にとって、正しい意味でそう言う私にとって、私の世界の志向的な原根拠である。……それは、私が持ち堪えるべき原事実、哲学者として私が一瞬たりとも目をそらしてはならぬ原事実である。[41]」ここでは「私はある」が「原事実」だと言われている。この場合、通常の対象が「ある」と言われるのと同様な意味で、「私はある」と言われているわけではない。むしろ、「私はある」は「意識されてある」の「拡大」つまり「私は意識されてある」であり、これが「原事実」である。「意識されてある」は、デカルトの videre videor に連なり、それゆえ cogitare（思考する）に連なっていた。しかし、この cogitare は sentire（感じる）でもあった。しかるに、右の引用では、「私は考えられてある」を読み取ってよいだろう。というのも、この引用箇所には「言う」と明記されているからである。この「私はある」の「私」は言語的な一人称である、少なくともそれを含む。この「私はある」は言語的な「考える」の次元に（も）属している。

この解釈を支えるのは、この直前の箇所である。長くなるのでここでは引用しないが、フッサールは、「私」は「世界」にとっての原根拠であるということ——というのも、「世界」は「作用」の「拡大」としての「私」のなかで現れるのだから——、しかも、その「世界」は「われわれ」にとっての「世界」だと記している。つまり、ここでの言語的な一人称としての「私」は、「われわれ」のひとりである「私」、「あなた」と相互に人称変化しうる「私」、である。

しかし他方で、「原事実」としての「私はある」の「私」は、「世界」のみならず人称的な「私」（自我）と「あなた」（他我）の両方がそれのなかで現れるところのもの、すなわち唯一の原自我でもある。両者は、構成関係において差異的だが（健常性においては）自己同一化してしまう。それゆえ「私」が二義的（いわば一人二役的）になる。(42) この二義を示す「私」の語法は「曖昧語法」（Äquivokation）だということになる。(43) この語法は、それ自体、ある種の「ゆらぎ」を示している。しかし、これはまた「私」それ自体がもつ「ゆらぎ」の「表現」であろう。(44) そのゆらぎのなかで目立たずに非自立的な仕方で立つのが、「私」である。哲学者はこの不統一で分裂的な原事実を持ち堪えて、それを言語的に明示化せねばならない。

4　自立的な目立つものと、自立的でない目立たないもの

対象が目立つのは、目立たないノエシス的な媒体作用のおかげである。そのノエシス自体は意識されてある。木村氏のノエシスのノエシス、メタノエシスもこうした意味で、目立たずに意識されてある、と言えるように思われる。また、木村氏のメタノエシスは、自己と他者との関係を可能にするものでもある。これは、「感じる」

にも関わる「共通感覚」とつながっており、さらに、「あいだ」の概念と不可分である。

同様の問題を、坂部氏は主に「あわい」という概念で考えておられた。そして、これは「原人称」という概念と関わる。日本語の古語の一人称――と呼んでよいなら――は「われ」などである。二人称は「なれ」などである。しかし坂部氏によれば、「我と汝の意味を二つながらもつ」ところの「おのれ」あるいは「お」の系列の語がある。これについて坂部氏は言う。「〈お〉の系統の人称代名詞が自称対称を通じて用いられることは、ここに、むしろ、〈われ〉―〈なれ〉、〈われ〉―〈きみ〉以前の相互性の根源的な場面があることを示唆するものとして考えられないだろうか。〈おもて〉のペルソナの〈人称〉は、おそらく、このような、〈われ〉―〈なれ〉の相互現前的な〈手前〉の領域そのものをかたどりかたり出さしめる根源の人称にほかならないと考えられる。それは、いってみれば、〈原人称〉**archi-personne** とでも名づけられるべきものと私は考える。[45]」ただし、「〈おのれ〉と〈おのれ〉が、同一性と差異性の根源としての〈おもて〉の〈かたどり〉にあずかり、それを分かち合うという〈原人称〉のはざまは、大方、わたしたちに対して閉ざされたままである。[46]」おそらく、原人称は、大方、目立たずに隠れていてこそ、あるいは（たとえ現れたとしても再想起されず）忘却されていてこそ、（名指されずに）匿名的であってこそ、正常・健常に機能する。

言語的・人称的な「われ」に先立つ次元での〈おのれ〉は、〈われ〉と〈なれ〉を支える。この〈おのれ〉をフッサールの原自我と重ねることができるのではなかろうか。他方、坂部氏は、この〈おのれ〉の語を、語源学上の問題はともかく、〈おのずと〉あるいは〈おのずから〉とも結びつける。ここまでの議論からすれば、この〈おのずと〉が、能動的でも受動的でもない、中動的な運動と考えられていることが、まさに感じられるだろう。〈お〉の系列においておのずと（中動的に）現れてくるもの、とはいえ、それとして目立つことがなく、むしろ、深い

〈しじま〉と触れ合っているものが、〈われ〉と〈なれ〉の系列の人称代名詞を、隠れたまま下支えしているということになる。

〈お〉の系列に属するものがそれ自体は隠れて機能することでこそ、〈われ〉と〈なれ〉がおのずとおもてに現れる。これらは（〈お〉の系列に属するものよりは）目立つ——が、真に明示的に目立つのは対象だけである。目立たぬものに支えられていてこそ、またそれら自体も目立ちすぎないことでこそ、〈われ〉と〈なれ〉は（正常・健常に）成立する。

しかるに、目立つものだけが、目立たぬものから独立した対象のように目立ってしまうと、どうだろう。逆に、目立たぬものが目立つものとして現れてきてしまうと、どうだろう。ある種の「現象破壊」が起きるように思わる。言語にも、そうした破壊を起こさせる力がある。〈問い〉の言語である。問いの言語すなわち〈疑問文〉は、アゴラで問答したソクラテス——死刑に処せられた——の「問答法」がよく示すように、〈真理〉を強制的に引き出す力をもっている。ここで、たとえば「フッサールの他者論は独我論だ」と言う人がいるとしよう。その人に、「それでは、そのように言うのは誰か」という問いを向ける。そうすると、その人は、「そのように言うのは私である」と答えることになるだろう。その人称的な〈私〉が真理の〈独占者〉として目立って現れてきてしまう。このたぐいの問いはほぼ必然的に〈自立的な目立つ私〉を、そして人称的な〈独我論〉を引き出す問いである。この言語構造を考えない主張は、それがどんな真理を語っていても、〈素朴〉であるように思われる。私は、この問いに恐怖すると同時に、このように答えることを引き受けざるをえないと〈考える〉。

〈命令文〉も似ている。[47] 他者が命令文的な仕方で（〈命令する〉作用として）現れてくる場合には、それを引き受ける／引き受けさせられる（べく選ばれた）〈私〉が代替不可能な〈単独性〉として現れてくる。神の前での「単独者」が典型的だろう。これも一種の〈独我論〉である。しかし、直観次元で共振・共鳴する（神ならぬ人間的な）他者が命令文の仕方で目立って現れてくると、その命令を私はよりいっそう直接的に〈感じる〉。そうした直観的命令は、反問・遡問がなお可能な言語的問答よりも一方的である。それは、現場に居合わせながら、現前しながら、問答・対話による一人称／二人称の反転可能性をもたない。そうした反転不可能性によって他者は、三人称性としてさえ現れてくるだろう。（そのように追い詰められた〈われ〉の単独性をゆるめて・ゆるしてくれる可能性があるとすれば、それは二人称の〈なれ〉だと私には思われるが、これについてはもはや語れない。）

　これらの言語において強制的に現出させられる単独性は、しかし、言語の媒体機能を深く考えれば、額面どおりには受け取れない。ことばは、暗黙のうちにあることがらをことさらに（ことなりをもってさらに）明示的に現れさせる――と言語で語ってよければ――からである。

　このことは、フッサール自身の用語（言語）についても言える。フッサールは、すでに成立している（媒体機能によって成立した）人称的な〈私〉から（媒体機能をいわば逆戻しして）再帰・還元し、そこに発掘されるものを原人称的な〈原自我〉として（いわば再媒体的に）言語的に表現した。しかし、この〈原自我〉を表現する〈私〉は「曖昧語法」[48]（Äquivokation）だともフッサールは語った。それはそのようにしか（完全には明示されないような仕方でしか）現れないのである。いや、これは語法だけの問題ではないだろう。そもそも〈原自我〉は〈私〉なしでそれだけで成立しているものではないし、逆に〈私〉も〈原自我〉なしでそれだけで成立しているものでもない。両者は、両者の差異を包み込むような曖昧な（一人二役的な）両義的同一性をもってこそ、成り立つ。この一方の「原自我」を坂部氏の原人称的な「おのれ」と重ねることができそうである。試みてみよう。

「私の判断中止の自我としての原自我――それは唯一性と人称不変化性をけっして失うことはない[49]――」。「原自我」は「唯一性と人称不変化性」を失わない。なぜか。「原自我」が原人称的な「おのれ」と重なるならば、それは原理的に人称的な「われ」と「なれ」に先立つから、そもそも〈人称変化以前〉という意味で人称不変化的であるし、また一人の「われ」と一人の「なれ」という複数性に先立つから、あるいは一人の「われ」という単数性にも先立つから、それゆえまた数に先立つから、唯一的である。[50]

「原自我が、それ自体として超越論的に人称変化しうる――しかしそれは、その原自我に固有な特別の構成的能作によってである――ということ、また原自我〔＝おのれ〕が自己〔＝おのれ〕から出発し、また自己〔＝おのれ〕の中で超越論的間主観性を構成し、しかも自己を単に優先されるにすぎない一員[51]として、すなわち超越論的他者たちのうちの自我〔＝一人の人称的な「私」〕としてこの間主観性の中に数え入れるということは、上述したことと矛盾するようにみえるが、それは外見上のことでしかない。[52]」唯一的な「原自我」（原人称的な〈おのれ〉）は、それだけで明示的に現れることはない。それは人称的な「私」（われ）として明示化され――この明示化には「他者」（なれ）の対化的構成が必要である――、そこから遡る（構成過程・成立過程・発生過程を考古学的に再帰する）ことによってしか現れない。しかし、まさにそのような矛盾と見えるような事態は「原自我／私」（〈おのれ／われ〉）の曖昧構造（一人二役構造）から捉えられる――この「一人二役」は、「一人」の「われ」（自我）が「唯一的」な（それゆえ「一人」でない）「原自我」と二役を担っているという意味での「一人二役」だと言い換えたほうがいくらかよいが。このようにみれば、フッサールと坂部氏を重ねることができるだろう。

　こうしたことを明示するには、冒頭で述べた「私」と「自己」（おのれ）との相違をより強く示す日本語のほうが、西洋語よりもいくらか有利かもしれない。しかし反面、そうした「自己」（おのれ）を「私」からあまりに強く区別すると、両者の動的な曖昧構造が、逆に不明になる。この点を私はことさらに際立てたい。根源的なものには、言語的に明示化されたものを出発点にして、そこから遡ることでしか光が射し込まない。あるいは、「私」と「自己」は、どちらも立ち上がりと立ち帰りの運動のなかでしか成り立たず、それ自体では目立ってこない。そして、この運動の外に出る自由を「私」はもたない[53]。それをもつ人はおそらくno-bodyである。この運動の内的媒体としての思考する「私」はその運動のなかでその運動を持ち堪えつつ語らざるをえない[54]。

おわりに

「原自我」（おのれ＝自己）は暗い。哲学者、とりわけ近代の哲学者は、我を張って（頑張って）すなわち「自我」（私）を張り出させて、それを同一化して、明示的に現出させようとしてきた。しかしながら、原人称的な原自我は、そのように明示的に現出せずに機能してこそ、〈我〉をいわば動的な背景として支えることができる[55]。そこから人称的な〈我〉が複雑な媒介によっておのれを構成するとすれば、すなわち、おのれを人称化・人格する（sich personalisieren）とすれば、その自己成立過程になんらかの変調が起きてしまうと、その変調は、〈おのずから〉と〈みずから〉の関係、〈自然〉と〈自我〉との関係、〈おのれ〉と〈われ〉の関係、〈おのれ〉と〈なれ〉の関係、に影響を与えそうである。このことが、今回のシンポジウムの共通テーマである、「人称」の、自立的でない、目立たない「ゆらぎ」に関わるだろう。しかし、その変調は、私（谷）の〈語りうること〉をはみ出た問題である。

こんな「沈黙《しじま》」に関わることがらを言語で言い立て《カテゴレイン》てしまったが、アゴラでない饗宴《シンポジウム》ではおゆるしいただきたく思う。

注

（1）カント『人間学』渋谷治美訳 A 127. じつはこの直前の箇所はもう少し複雑である。

（2）日本では、親は幼児に対して自身の一人称を「お父さんは」というように使うことが多い。学校の低学年の教師も「先生は」と言うことがあるだろう。これは、名詞なのか、人称代名詞なのか。「カールは」とともに考え直すべき問題だろう。

また、妻が夫を「あなた」と呼ぶ場合はどうだろうか。多くの場合、夫は妻を「あなた」と呼ばないように思われる。

（3）ここでは「考える」は悟性（言語）と結びついているが、「感じる」は感性というより感情に結びついているようである。また、以下で、「直観」の語を使うが、フッサールの直観は「盲目」ではなく、すでに低次の悟性性格ないし理性性格もつ。このように語彙的に不整合があるが、ここでは「言語」の機能を示すことが重要である。

（4）現在の日本語では、「個性」とか（派生的に）「ディスクジョッキー」なども指す。形容詞形ならば、「個人的な」とか「役割上の」といった意味にもなる。

（5）「又人格といふことも、昔あった語ではない。自分がパーソナリティを訳して人格とした。自分と同僚の中島力造といふ倫理学の教授が、パーソナリティを何んと訳したら宜しいかと自分に質ねたから、自分は人格と言ったら良からうと答へた。そこで、倫理学の講義に之を使用したところ、早速流行して、法律の用語にもなった。」井上哲次郎「井上哲次郎自伝」『井上哲次郎集』第八巻、クレス出版、二〇〇三年、三三頁。

（6）Person の語源にはいろいろな解釈がある。それを「プロソーポン」や「ペルソナ」から解釈すると、「仮面」や「役割」が重要になる。それを per-sonare と解すると、そこに Person どうしの「声が響き合う」（共鳴する）ような関係が考えられる。これらは、ここでの問題と間接的に関わる。

（7）キルケゴール『世界の名著40 キルケゴール』桝田啓三郎訳、中央公論社、一九六六年、二一〇頁以下。

（8）フッサールは現象学を「考古学」＝「起源学」（Archäologie）と見ていた。

（9）「体験」には、作用や（志向的でない）感覚などが含まれる（エトムント・フッサール『論理学研究』三、立松弘孝、松井良和訳、みすず書房、一九七四年、一四五頁：*Hua XIX*/1 S.358）。衝動も加えてよいだろう（参照：エトムント・フッサール『イデーンⅠ－2』渡邉二郎訳、みすず書房、一九八四年、九二頁：*Hua III*/1 S. 192: Ideen I S.172）

（10）以下では、「対象」がおのれを構成するという事態と、意識作用が「おのれ」を構成するという事態との異同が、問われる。

（11）この「の」がいわゆる志向性を示す。ただの音ではなく、チェロ「の」音である。

（12）エトムント・フッサール『内的時間意識の現象学』谷徹訳、筑摩書房、二〇一六年、第三九節。

（13）「自己現出」の「現出」は、それゆえ対象の現出とは異なる。

（14）フッサールは『論理学研究』では、知覚について「この統一の中では、多くの諸作用はただ単に互いに融合して、一つの現象学的全体を形成しているのではなく、一つの作用を、もっと精確にいえば一つの知覚を形成しているのである。」（エトムント・フッサール『論理学研究』四、一七四頁：*Hua XIX*/II S.149）と述べている。この「一つの知覚」は、内的時間意識におけるひとまとまりの意識作用（これは知覚だけにかぎらないが）とほぼ重なる。

（15）同右。

（16）『内的時間意識の現象学』補遺IX。

（17）木村氏の言葉を使わせていただけば、「自己」は「ノエシスのノエシス」の「の」の差異化的・再帰的な「動き」において成立するということになる。

（18）たとえば「想起」のようなもうひとつの意識作用が介入すると、意識作用もそれの対象になる。

（19）このことが、デカルトの「私は思考する」の「目的語」の問題とも絡むだろう。

（20）「私」のものとして再想起や予期によって同一化できないような「感じる」や「考える」や「意志する」などが「現れて」しまうときにこそ、「他者」が「現れる」。この現象を、フッサールは「再想起」や「予期」の構造の「変様」

として捉えようとしたが、この捉え方には、適切な点と不適切な点があるだろう。

(21) Husserl: *HuaDok Bd. III*, Bw III S.148.

(22) 邦訳『論理学研究』三、一五五頁：*Hua XIX*/1 369f. = B1 359.

(23) 邦訳『イデーンⅠ－1』渡邉二郎訳、みすず書房、一九七九年、二四五頁：*Hua III*/1 S.124 = Ideen I S.110.

(24) Gegenstand は sich darstellen する。それに対応して Gegenstand は dastehen する。「内在的領分の中に潜む超越者」は sich darbieten する。ドイツ語どうしの関係が重要である。

(25) 邦訳『イデーンⅠ－1』前掲同所。

(26) 邦訳『イデーンⅠ－2』二三五頁：*Hua III*/1 S.286 = Ideen I, S.257.

(27) このシンポジウムの主題からは逸れるが、この「概念性」はカントのように主観にアプリオリに備わっているのか、と問われるかもしれない。フッサールでは、それはアプリオリであっても、主観にアプリオリに備わっているわけではない。それは発生的根源をもつ。これの成立を解明するのが、フッサールの意味での「超越論的論理学」である。

(28) フッサールは、この「概念性」それ自体が直観から構成される、と見る。

(29) 最初に述べた「体験」(Erlebnis) という語は、「生」(Leben) に関連する。Leben は「身体」(Leib) に関連する。そうみると、「体験」の語に「体」の語が含まれることは、案外、ドイツ語・日本語の関係において適切かもしれない。

(30) 媒介者としての身体は、同時に、世界内の空間的現出としては、「ここ」と結びつく。フッサールの分析では、空間的な自己現出よりも、時間的な自己現出が「先行する」。しかし、媒体機能からすれば、「ここ」のほうが「自己」よりも「強く現出する」だろう。

(31) 邦訳『イデーンⅡ－2』立松弘孝・榊原哲也訳、みすず書房、二〇〇九年、七三頁：*Hua IV*/234f.

(32) 同、一三〇頁：*Hua IV*/S.283. この記述は「人格主義的 (personalistisch) 態度」(「人称主義的態度」と訳してもよいかもしれない) に属す。

(33) ちなみに、フッサールは、言語と身体がともに媒体機能をもつからこそ、「言語身体」(Sprachleib) という、じつに魅力的な概念を導入したのだろう。さらにいえば、意識それ自体も、媒体として、すでに身体―意識であろう。

(34) 共鳴しない他の身体が登場する場合には、どうか。この点で松尾正の記述は興味深い。他の身体の不共鳴は、プレコックス感のような別の「感じる」に属するだろう。

(35) 木村氏の「音楽」(とりわけ「合奏」) もこの事例であろう。なお、「リズム」の語源が興味深いが、ここでは脇に置く。

(36) この共鳴を Stimmung (気分・同調) と呼ぶこともできるだろう。

(37) この語法は、鈴木崇志が最近の研究でフッサールの einfühlen (感情移入する) と einverstehen (理解移入する) が類比関係にあることを示したことによる。

(38) この「共握」という訳語の適切さについては (他の訳語と同様)、検討の余地がある。

(39) 邦訳『イデーンII－2』八二頁：*Hua IV/S.242.* ロダンの「考える人」の場合 (彫像ではあるが)、「考える」という作用が「表現」されている。しかし、「考えられるもの」(その作用のなかでおのれを構成する対象) は、おそらく「言語」的に「表現」されることでしかおもてに現れないだろう。

(40) ひとつ注意せねばならない。世界のなかにさまざまな「私」が存在する、そして、そのひとつの「私」が他の「私」(たち) を構成するというように、問題を考えている人が多い。そうではない。これはすでに言語的な人称が成立した後の構図である。この構図を前提にすると、素朴な独我論が登場する。しかし、そもそものような (「自然的」とフッサールが呼ぶ) 構図全体がいかにして成立するか、が問われる。しかも、それが (人称を含む) 言語の成立とともに、問われるのである。このとき、言語の成立が問われるかぎり、それの「意味」が (遡及的な仕方で) 変様する。しかし、この遡及の出発点 (人称成立後の「私」) と、遡及的に現れてくる「原自我」を過剰に同一化すると、問いが無駄になる。そういういわば宿命を持ち堪える仕方で「私」の成立が問われる。

(41) エトムント・フッサール『形式論理学と超越論的論理学』立松弘孝訳、二〇一六年、二六二頁：*Hua XVII/S.243f.*

「この《我あり》こそが、正当に理解してかく言う私にとっては私の世界にとっての志向的な根本基盤である。……好都合か不都合か、私には（いつも何らかの先入見で）言語道断と思えるかどうかは私が維持すべき根本的な事実であり、哲学者としての私はこの事実を片時も見落としてはならない。」（この訳文を本稿は使わなかった）。

（42）この二義性の一方が〈他者に対する私〉であるかぎり、そうした人称的な間主観性もまた「私はある」の原事実に含まれる、それゆえそれも原事実だ、ということになるだろう。フッサールは、「志向的な〈ひとつのうちに他のひとつ〉」という間主観的な関係も「原事実」と呼んでいる。

（43）この「曖昧表現」に関して、フィヒテも似た事態を語っていた。「……「自我」という語は、通常の理解では個人を意味しており、我々もここ、つまり［意識の］事実の領域にいるからには、こうした語法を拒むつもりはないのだが、まさしくこのような通常の理解に従うならば、「自我は［が］この思考において思考する」などと言うことはけっしてできない。というのも、後で示すように、思考への反省（Reflexion）によって初めて、自我は自己自身に達するからである。」（フィヒテ「意識の事実（一八一〇年）」『フィヒテ全集』第一九巻、藤澤賢一郎訳、哲書房、一九九五年、四一頁）

（44）この自己回帰と自己現出は、ヘーゲル的な絶対精神のそれとは異なるだろう。発生と回帰が厳密には「合致」しないのである。

（45）『坂部恵集3』岩波書店、二〇〇七年、二一〇頁。

（46）同、二一一頁。

（47）フランス語のdemanderのように、「問う」と「求める」は本質的に似ている。「問う」とは答を求めることだからである。

しかし、対話状況において、疑問文、命令文が二人称を含むのに対して、感嘆文は、対話状況すら必要としない。平叙文（「論文」を典型例とすれば）も、最初は疑問文に対する応答文だとしても、それ以後は対話状況を必要としないとも言える。

（48）『ヨーロッパ諸学の危機と超越論的現象学』細谷恒夫、木田元訳、中央公論社、一九七四年、二六四頁：*Hua VI/S.188.*

（49）同、二六五頁：*Hua VI/S.188.*

（50）「唯一性」は、フィヒテとも関係する。「意識の事実（一八一〇年）」『フィヒテ全集』第一九巻、一〇一頁―一一八頁参照。

（51）「自己」が「われ」（私）として構成されるときに、おそらく二つの媒体が機能する。ひとつは「身体」であり、これは（現象学的な空間内の）「ここ」に位置づけられる（これは「そこ」と対比的に機能する）。この側面が「われ」（私）の「優先性」と関わるだろう。もうひとつは、もちろん「言語」（「われ」と「なれ」）である。二つの媒体が相互に関係するということも、不思議ではないように思われる。

（52）『ヨーロッパ諸学の危機と超越論的現象学』二六五頁、VI 188f.

（53）「私」と「自己」（おのれ）の動的関係を言語と直観の動的関係と見るならば、たとえば外国語に接するときには、この関係の射程はいわば内部から拡大する。本稿自体がその実例でもある。

（54）キルケゴールの「単独者」も、もう一段階深く考えると、一人二役的な「唯一者」かもしれない。

（55）このことからして、論題の問いへの答は「私は、一人二役でのみ、思考することができる」ということになるだろう。

II

非人称・前人称・無人称

臨床場面からみた一人称の謎

熊﨑　努

はじめに

私が私自身について述べるときには、大抵の場合確実なことだと思って発言しているし、他者からも確実な発言と受けとられることを期待している。だが、だからといって私は私自身について何を言ってもいいわけではない。あまりに突飛なことを言えば相手から理解されなくなる。私の発言は、相手から受け入れられるある範囲に収まっていてはじめて理解される。それにしても、ある範囲に収まっていれば理解されるというのも、改めて考えると不思議なことである。相手が私と全く同じ体験をしているわけではないはずなのに、私の発言の多くは理解されるのである。一人称の発言をめぐるこのような事情については、本シリーズの過去の諸論文でも取り上げられてきた。[1] 繰り返し取り上げられるのは、これが興味深い問題であり、かつ難問であるからだろう。この謎を解き明かすなどということは、到底筆者の力の及ぶところではないが、本論では、精神科臨床においてみられる一人称の発言の典型例をいくつか挙げつつ、一人称の発言の位置づけについて考えてみることにする。そして後半では、我々が互いの一人称の体験や発言をどのように理解しているのかという問題について、若干の考察を加えたい。

臨床場面における一人称特権[2]

ある人が何を感じ何を考えているのかは、その人自身に尋ねるのがもっとも手っ取り早く、しかも確実だと普通考えられている。例えば、「私は何を話そうか悩んでいる」とか「頭が痛い」[3] といった発言は、何か例外的な事情がない限り、その通りに受けとられる。一人称、特に一人称現在の発言には、三人称の立場からの発言とは異なる確実性が認められており、これは日常生活においてはほとんど疑う余地のないほど常識的なことだとされている。

当然ながら、自身についての発言でも、「私の体重は六二kgだ」とか「私は発表の依頼を受けている」などと述べるのは、先程の「私は悩んでいる」とか「頭が痛い」などと述べるのと性質が大きく異なる。悩みや痛みについては本人の発言が尊重されるのに対し、発表依頼や体重については周囲からも確認できることなので、本人も周囲の人も資格としては対等である。[4]

本人の発言が、三人称の発言よりも圧倒的に優先されることを、一人称特権と呼ぶことがある。一人称特権が成り立つのは、本人の感覚、欲求、信念、意図などに関することに限られるとされている。[5] なお、大抵の場合は、本人にとっての一人称の領域と、周囲がその人の一人称特権が成立するとみなす範囲とがほぼ一致していると考えられる。

ところが、精神科の臨床において起きている事柄に目を向けると、多少見方を修正する必要が出てくる。患者が自身について述べることを、まずは額面通りに受けとることによって初めて精神現象の記述が成り立つ。しかし、その人自身について本人が述べることが常に正しく的確なのであれば、「そうですね」で話が終わってしまう。この場合、その精神現象を病気として扱い、治療という観点から働きかけるという営みの大部分は成立しなくなるであろう。

臨床家は患者の発言をその通りに受けとるよう努めつつ、同時に額面通りに受けとらずに吟味するという二重の態度を必然的に取ることになる。[6] その結果、患者が述べることは、さまざまな精神症状として位置づけられる。まず、人が自身について言葉で述べるからには、それは言語の規則性に従っていなければならない。精神病の患者が、新しい言葉や文字を作ってしまう症状があり、言語新作と呼ばれる。精神病理学者としても哲学者としても知られるヤスパースは、言語新作を、「我々に理解（了解）できない私的言語」[7] と解説している。周囲から理解され共有されない限り、それは普通の言葉としては通用しない。この場合、発言に一人称特権が成り立つかどうかという問い自体が成立しない。[8] なお、ヤスパースの指摘は一九一三年のことで、当然ながらウィトゲンシュタインの私的言語論[9]を踏まえたものではないが、現在ではウィトゲンシュタインの議論を踏まえたうえで、精神症状を私的言語として位置づける研究がある。[10]

次に、言語の規則性に従っていれば何でも本人の言うとおりなのかというと、そういうわけでもない。次のような非常に単純なやりとりを考えてみよう。

患者「うつなんです。」

医師〈うつですね。では抗うつ薬を処方しますね。〉

ごく普通のやりとりに聞こえるかもしれないし、あるいは、薬を出すのにこんなに簡単なやりとりでいいのだろうかと、臨床家でない方でも疑問を持たれるかもしれない。後に述べるように、実際の臨床ではもう少し細かいやりとりがおこなわれる。

目新しい指摘でもないが、このやりとりで問題となるのは、途中で「うつ」という言葉の意味がずれてしまっていることである。患者が訴えているのは、自身の感情あるいは感覚として、憂うつな感じがするということである。これは一人称特権が成立することがらであり、まずは本人の述べる通りに受け取られるべきであろう。しかし、その「うつ」が薬物療法で治療すべき対象かどうかとなると別の問題になる。薬が処方されるのは、何らかの疾患、病的な状態に対してである。そして、疾患は、様々な情報から医師が医学の体系に照らして診断するものである。精神病理学者のクルト・シュナイダーがすでに、気分については本人の訴えのみによって判断するべきではないと指摘している。[11]

それでは疾患としてのうつ病をどう診断するのか。重要なのは気分の非反応性、つまりいいことがあっても気分が晴れないこと、そして身体的に体験された訴えを伴うことである。[12]うつ病では、胸のあたりが重苦しいと訴える患者が多く、生気的悲哀と呼ばれている。それ以外にも不眠や食欲低下などが頻繁にみられる。それらを総合して精神科医はうつ病を診断することになっている。

ところで、精神科医は、うつ病の患者の生気的悲哀を追体験しているわけではない。胸のあたりが重苦しいと、多くのうつ病の患者が述べるのを聞いて、精神科医は同じ感覚は持てないけれども、それは患者が真に感じていることだと想定して、症状として記載している。シュルテという精神病理学者は、うつ病について「患者は彼らの状態の了解不能性を沈黙裡に肯定することのほうが押しつけがましさを混えて感情移入可能を断言されるよりも、よりよく〝了解〟され受容されたと思うだろう。[13]」と述べている。シュルテの指摘は、うつ病患者に対する精神療法的な態度を述べたものだが、こちらからはわからない異質な体験を患者がしているということを肯定する姿勢は、同時に患者の状態を正確に位置づけようとする態度でもある。

ここで、症状として記載する、あるいは診断するという行為は、患者の発言を一人称の領域から引き離して公共化することでもあるが、それは患者の一人称の発言を肯定することではじめて成り立っている。

診断することが公共的だということは、診断が、診察室の外の世界に影響を及ぼすことからも裏づけられる。

患者「だるくてつらいので病院に行ったら、うつだと言われました。」

上司「今は苦しいんですね。ゆっくり休んでください。」

上司の発言の前半部分は患者本人の一人称の発言を受け止めるものである。それに対し、本来仕事を持つ人にたいして休んでいいと伝える後半部分は、職場という公共的な場での本人の位置づけに言及するものであり、意味合いが異なる。そして、疾患のために休むこの患者には、休職その他さまざまな制度で身分的あるいは経済的な保障が与えられる。診察室の外でもこのような営為が成り立つのは、「うつ」が元々は一人称の体験でありつつも、そこにとどまらず、診断という行為によって公共的な次元に位置づけられるためと考えるべきであろう。

次はうつではなく躁の場合である。

医師〈あなたはいま躁状態で、入院が必要です。〉

患者「俺は元気だよ。どこも具合悪くねえよ。」

ここでは、病気だという自覚、病識が問題となっている。躁状態では、爽快で活気あふれる感じが本人にとって好ましく感じられるため、病識が生じにくいことが知られている。「元気だ」「具合悪くない」というのは患者本人の感じ方をそのまま述べただけとも言えるが、この場合は、それらが病気ではないと客観的に認められる基準にはならない。ここでは本人の感じ方と客観的な判断との乖離が問題となっている。

もう一度うつの場合に戻ろう。うつでも重症になると次のようなやりとりになることがある。

患者「だるくてだるくて仕方ないんです。何の病気でしょうか。」

医師〈体の検査では特に異常は見つかりませんでしたよ。〉

患者「何か悪い病気に決まってます。」

医師〈体は大丈夫ですが、あなたは重いうつ状態で、入院治療で回復させる必要があります。〉

患者「私はもう手の施しようがありません。」

前半は先程の生気的悲哀と関連している。だるいのは精神症状によるものであり、内臓を調べても異常はみつからない。検査で異常がみつからないことは、「だるい」という一人称の感覚を否定する根拠にはならないが、他方、「だるい」という一人称の感覚は、身体疾患の診断に直接つながらない。この患者のように、このふたつを直接結びつけしまうと、心気妄想という症状になる。医師はうつ病という見立てで治療の手段を示すが、患者はまた否定する。この部分においても、どうしようもなく苦しい感じがしているのは患者の一人称の体験なので否定しようがない。しかし、救いのない気持が、そのまま治療手段がないという判断につながると、異常な判断になる。つまり「だるい」とか「どうしようもなく苦しい」とかいう感覚については、本人が表明することが絶対的に正しいと認められるのに対し、「手の施しようがない病気だ」という判断は、一人称の領域に収まらない。この判断に絶対的な確信を持ってしまうと、それは妄想的な判断ということになる。[14]

心気妄想の例と逆のことを考えたくなる場合もある。筆者は以前、総合病院に勤務していたので、身体疾患で治療中の患者の診察を依頼されることがあった。体の病気が回復してきたけれども、意欲が低下しているので精神的な問題ではないか、診察してほしい、という相談もときどきあった。精神科でも診察前には過去の検査結果を確認するが、この状態からよく救命できたものだと感銘を受けることがしばしばあった。その一方で、精神的な問題による意欲低下という仮説に疑問を持つことになる。実際、患者を診察してみると、後遺症でつらい中で頑張っているし、精神医学でいうところのうつ病ではなさそうだということがしばしばある。身体的な条件が違う相手の体験については、まだまだわからないことがあるように思われる。元気が出ないのは身体がまだ弱っているためという可能性も充分にある。

次は被害妄想の例である。

患者「どうせ先生も会社とぐるになって私を陥れようとしているんでしょう?」

医師〈……〉

被害妄想は、相手の意図についての確信である。相手の意図には、本来相手の一人称特権が成立するはずである。つまり、被害妄想は相手の一人称特権を否定するような判断ということになる。[15]マトゥセックという精神病理学者は、被害妄想を持つ患者について、人間への信頼があまりに少ないと指摘している。[16]

このように精神病理現象について考えてみると、本人が一人称で述べる体験が、周囲から無条件で受け入れられるわけではないことがわかる。まず、言葉で体験を述べるからには言語の規則性に従っていなければならない。それから、述べられた体験がどのように位置づけられるのかについては、本人が完全に決定できるわけではなく、何らかの基準に基づく周囲からの評価にも依存している。発言に一人称特権が認められるか、一人称の領域をはみ出した発言とみなされるかの境目は、ときとしてかなり微妙な差で判断されることがある。

一人称特権と相互理解

翻って考えると、健康な人の通常の体験の場合でも、事情はあまり変わらない。一人称の発言は確実なものでありながら、一人称の内部で完結するわけではなく、周囲からの承認によって正当化されている面がある。前述のように、通常の場合には、本人にとっての一人称の領域と、周囲がその人の一人称特権が成立するとみなす範囲とがほぼ一致して、相互承認がスムーズにおこなわれているので、周囲からの承認を改めて意識せずにいるものと考えられる。しかし、ときどきは本人が一人称特権が成立するとみなす範囲と、周囲がそうみなす範囲との間にずれが生じうる。

次の例は、イギリスの分析哲学者アンスコムの思考実験を、対話に書き換えたものである。

Ａ「あなたが水をくみ上げているのは水に毒を混ぜるためですね。」

Ｂ「私には毒の入った飲み水をくみ上げる意図はなかったのであり、ただ飲み水をくみ上げて、報酬を得ようとしただけだ。[17]」

Ｂ氏の返事は正当化されるだろうか。アンスコムは、ここでＢ氏が「私は毒入りの水をくみ上げるつもりではない」と心の中でつぶやいたとしても、それでＢ氏の意図が定まるわけではないと主張している。もし、Ｂ氏が毒入りの水を混ぜるという契約でわざわざ雇われたのならば、口で何を言っても心の中で何を言っても意図的に毒を混ぜているとみなされる、というのがアンスコムの主張である。つまり、意図に関する一人称特権は無条件に認められるわけではなく、その人を取りまく環境やその人の言動と明らかに矛盾する場合には否定される。

ところで、分析哲学を援用した論考は、人間の内面よりも観察できる行動を重視するもので一人称特権に対して否定的な考え方だと解釈されることがある。だが筆者は必ずしもそのように考えてはいない。門外漢のテキスト読解なので異論があるかもしれないが、アンスコムのように本人の意図の表明の意義を小さめに見積もる論者でも、「ある人が「これは私の意図である」と述べることができ、他の誰もこの事態の決定に何の寄与もできないような地点に到達する」[18]場合があることを認めている。

他方、アンスコムは意図の表明がその後も絶対に正しいと主張しているわけでもない。本人のその後の言動は周囲から観察でき、それらの言動と、当初の意図の表明との適合、不適合が問われることになる。本人は「気が変わった」と言って、また別の意図を表明することもあるだろう。そうすると周囲も当面はその新しい意図の表明を受け止めることとなる。このようにして、本人だけが特権的にアクセスできる閉じられた内面を想定せずとも、日々の生活における一人称特権について考えることができるだろう。

ここまでは人間同士の対話に注目してきたが、ここに人工知能（ＡＩ）が入ってきたらどうなるだろうか。かつては「機械で考えを読み取られる」という発言は、精神病の症状と疑われたものだが、最近は精神科医や脳科学者が本気で機械で人間の考えを読み取ろうとしている時代である。実際、最近の脳科学やＡＩの著しい進歩をみると、このような発想を妄想と呼ぶわけにはいかなさそうである。思考実験として、人間の脳の状態を測定してＡＩで情報処理をおこなって、思考、意図、感情などを読み取る技術が、さらに向上した場合のことを考えてみよう。ここで考えなければいけないのは、いかに技術が進歩したとしても、本人が表明する思考、意図、感情と、脳機能からＡＩで推測するものとが完全に一致するとは期待できないことである。両者がずれたときはどう考えればいいのだろうか。まず、先程のアンスコムの例からもわかるように、本人の他の言動や、その人が置かれた状況に手がかりがある場合には、それらを考慮に入れた上で本人の意図に関する判断がなされるので、脳機能だけからは判断できないということになる。次に、本人からの意図の表明だけが手がかりの場合はどうだろうか。人間の方が自己欺瞞があって当てにならないし、ＡＩの推論の方が正確だと考えてよいのだろうか。しかしそうすると、伝統的に本人の一人称特権が成り立つとされてきた領域において、外部から持ち込んだ判断基準を優先させることになる。ここで注意すべきは、ＡＩの判断を優先させた場合に、本人の一人称の領域に踏み込んで、本人の一人称特権を否定して、外から持ち込んだ判断を優先させるというやり方が、先程述べた被害妄想の場合と構造的に変わらなくなるのではないかということである。この問題に予め定められた正解はないものと思われるが、もし本人の発言よりＡＩを優先させるならば、今まで人類が共同体において保ってきた慣習が根本的に覆されるのだということは自覚しておくべきであろう。

フランスで活躍する社会心理学者の小坂井[19]は、責任について論じた書物で、責任が科学的に証明できない虚構である可能性を認めつつも、その虚構かもしれない責任こそが人間の社会に欠かせない基盤をなしていることを論じている。一人称特権についても同じことがいえるのではないだろうか。津田は過去の本シリーズの論考で当然のことながら他者の言明よりも自己の言明の方が自己に透明に与えられるように思われる。他者の言明が不透明であること、あるいはある人の言明が他の人にとって不透明であることは、人間が個別に存在していることの条件ですらあると言えるであろう[20]。

と指摘している。つまり、お互いの言明が透明になるならば、人間の個別の存在のあり方が否定されかねないということである。一人称特権が科学的に証明されない可能性はあり得るが、たとえ科学的証明が得られないとしても、だからといってそのことを根拠に一人称特権を否定するならば、その態度は我々の共同体の土台を揺るがすことになるのではないだろうか。

なお筆者は、人間同士の相互理解には、性能のいい機械を導入することでは克服できないような原理的な問題があると考えている。次節では他者理解の問題について少し論じたい。

相互理解と反実仮想[21]

我々は互いの一人称の発言をある程度はわかったと思える。自分と相手が全く同じ体験をしている保証はないにもかかわらずである。わかるといっても、先程の被害妄想のような確信の仕方ではなく、自分の体験と相手の体験とは違うだろうと自覚した上で、なおわかると思える。

我々は互いのことを端的に直観的に理解できたと思える場合もあれば、もし自分が相手の立場だったらと想像力をはたらかせて何とかわかったような気になれる場合もある。後者の場合、自分と違う相手の立場を想像しているので、一種の反実仮想的な手続を踏んでいるということになる。

「もし自分が相手の立場だったら」という理解のあり方は、ヤスパース[22]のいう感情移入的了解がこれにあてはまるし、現代では心の理論におけるシミュレーション説にもみられる。心の理論の主流的な考え方では、他者の精神状態を理論的に推論するとされているが、それに反対するのがシミュレーション説である[23]。ただし、シミュレーション説では自分と異なる相手をどのように理解しているのか説明するのに困難が伴う。

ゴールドマン[24]は、シミュレーション説を自らの学説の中心にすえつつも、折衷的な立場に移行している。彼の考えでは、自分の心にそなわった推論メカニズムを用いて、他者の心を理解するとされている。自分の心でシミュレートしてそれを相手に投影するのが他者理解の最初の段階とされている。このときに、自分の心の状態のうち、相手の状態と一致しないであろう要素を「検疫」して排除することで、相手の状態を推測すると考えられている。だがこれはあくまでも理念的な図式で、現実にはこの通りにいかない場合もあることをゴールドマン自身が認めている。

ここで哲学者デイヴィッド・ルイスによる反実仮想に関する理論[25]を参照したい。ルイスは、「もしAであったならばBであろう」「もしAであったならばBかもしれない」といった反実仮想を、発言者がいる現実世界を基準とした可能世界の圏域を用いて分析している。ルイスが反実仮想の分析に可能世界を持ち出すのは、反実仮想が、「AならばB」という通常の命題論理の条件文とは異なるということが、それ以前に既に指摘されていたためである[26]。ルイスによると、「もしAであったならばBであろう」という文が成立するのは、発言者からみてAが成り立つ最も近い可能世界の集合において必ずBが成立する場合だという。「もしA′であったならばBかもしれない」が成立するのは、A′が成り立つ最も近い可能世界の圏域において、A′かつBが成り立つ可能世界がひとつ以上ある場合とされている。

例えば、「もし今日ほかの学会と重ならなければ、もっとたくさんの人が聴きに来てくれただろう」と考える場合には、学会のスケジュールが重なっていないけれどもその他の点では現実世界と変わらない可能世界の集合において、現実世界よりも沢山の人が来てくれていると想定していることになる。だが、ほかの学会と重なっていなくても、私が失言をしたら、腹を立てて席を立つ人がいて、結局聴衆は増えないかもしれない。この場合、学会が重なっていないのと私が失言をするという二つの点において現実世界と異なる（したがって先程の場合よりも現実世界からより離れた）可能世界のうち、いくつかの可能世界で聴衆が増えていないということになる。

反実仮想の理論を、他者理解の問題と結びつけて考えてみよう。我々は「もし自分が相手の立場だったら」という場合に、本当に自分が相手と入れ替わるような想像をしているわけではないように思われる。私と相手は考えようによってはあらゆる点で違っているとも言えるので、途方もなく遠い存在で全く想像しようがないということにもなりかねない。だが、我々は言語を用いている。我々は他者のことを理解しようとするときに、その都度「あの場所に立っていたら」「あんなに忙しければ」「あれほど孤立していたら」といった想定をして、その想定と相手の言動との間に整合性を見出す余地があれば、相手を理解したと思っているのではないだろうか。こちらからみた現実との隔たりが出来るだけ少ない仮定をして、明らかな矛盾なく解釈する余地があればわかったことにするのは、ルイスの反実仮想の理論とよく似ている。

このような面倒な手続を経なくても、無意識的に非言語的に共鳴してわかり合っているのではないかという意見もあるに違いない。当然、そのような側面もあるからこそ、お互いのことが直観的にある程度わかるのだと思われる。しかし、そうだとしても直観だけでは勘違いをして修正が必要になる場合もある。したがって、直観だけでたどり着きにくい部分について考える手助けとなる理屈が必要となる。そして、なるべく少ない仮定、なるべく少ない隔たりで相手を理解しようと試みることになる。

また、このような分析は、他者の精神を論理的な操作に還元してしまう議論にきこえるかもしれないが、むしろ逆である。これから述べるように、論理的に考えようとすることで、論理操作に還元しきれない部分がかえって浮かび上がってくることになる。

他者について直観的に理解しきれない部分を反実仮想の世界として把握すると述べたが、他方、他者が現実世界において目の前にいることも、確実である。現実世界にいる他者を反実仮想として把握するということを整合的に捉えようとするならば、現実世界の自分と反実仮想の世界の自分との対応、その可能世界の自分と現実世界の他者との対応という、二重の対応関係を仮説として考える必要が出てくる。

そして、可能世界の自分と現実世界の他者との隔たりは、おそらく形而上的なもので、埋めようがないものと考えられる。それでも相手のことをわかったと思えるのは、この差を無視して、現実と異なる反実仮想の世界の自分を、現実世界の他者と同一視しているものと考えられる。ルイスによる「もし仮に私があなたなら」という反実仮想の分析では、「私」の考えを持ち「あなた」の状況におかれた「対応者（counterpart）」がいる可能世界が想定されている。[27]また、新山[28]も、現実世界の他者と、反実仮想の世界の自分との対応関係を述べている。さらに、精神分析の一部の学派においても類似の主張がなされているように思われる。[29]

加えて、現実の自分と可能世界の反実仮想との自分との関係も単純ではない。ルイスは反実仮想を捉える可能世界の枠組を厳密に構成しているが、他方、現実世界と様々な可能世界との隔たり、あり得なさの度合を判断する絶対的な基準はないとも指摘している。可能世界同士の類似性はある特定の観点からしか判断できず、異なる基準を用いれば異なる類似性の関係が導き出されるという。つまり、基準を選ぶ側の観点に対応して、その都度の可能性や類似性の関係が導き出されるということになる。

これは反実仮想という事柄の性質上どうしても避けられない。反実仮想というからには、多くの場合、Ａでない、非Ａの立場を基準にしつつ、もしＡであったとしたならばと考えていることになる。しかし非Ａの立場からＡの立場を想定するのは困難である。

木村は、経験的なレベルで他者の立場を推測することの困難を指摘している。

「自己からみた他者」ではないような「他者」というごときものは、体験論的に不合理である。他者を真に他者自身の立場から見ようとすると、その他者はもはや「他者」ではなくなって、それ自体一個の「自己」とならざるをえない。[30]

この指摘に反して、経験的なレベルで非Ａの立場からＡの立場に飛び移ろうとしたらどうなるだろうか。非Ａを含む信念体系にＡを入力したらどうなるかという研究は、意外にもＡＩの研究で重要視されている。だが、この問題に一律の答をもたらすアルゴリズムは知られていないらしい。細かいテクニカルな分析がいろいろとおこなわれているので、門外漢がまとめるのは適切でないかもしれないが、端的に言うと、Ａを入力したときに、非Ａおよびそれと関連する命題はどうなるのかが問題となる。当然消去されると思われるかもしれないが、非Ａと関連する命題をどのように取り扱うのか、一般的に答を出す方法はないらしいのである。[31] なかにはＡと非Ａとが必ずしも排他的とは限らないという立場すらあるという。[32] このような事情を他者理解の文脈に移して考えると、自分と異なる信念を持つであろう人の精神状態をそのまま正しく把握することはできないという、経験的にも明らかな事実を理論的にも裏付けていることになる。

他方、一般論として一通りの答が出ないからと言って、このような枠組みが無意味ということにもならない。一般論として答が出ずとも、その都度暫定的な位置づけを検討することはできるからだ。また、相手の状態を的確に位置づけようとしてもうまくいかない場合も、うまくいかないこと自体が相手の状態に関する手がかりとなり得る(33)。

先程あげたうつ病の生気的悲哀の例に戻り、おなじ「うつ」という言葉でも、患者が自分たちと異なる体験をしているであろうことを、どのようにして把握しうるのか改めて考えてみよう。「うつなんです」〈うつなんですね〉という一言のやりとりだけではこの差異は明らかにならない。元気がないなりにどのような生活をしているのか、気分が落ち込むのに相応なよほど嫌なこと、悲しいことでもあったのかということをはじめとして、様々なことを確かめて、相手の一連の体験を位置づけようとする。そして、いろいろな事情を考慮に入れても、相手の体験を整合性をもって位置づけられないときに、我々が既に知っている落ち込み方の範疇には入らない体験を相手がしているという判断に至る。

他方、いろいろな事情を考慮に入れるという手続自体が難しい場合もある。例えば、かつて精神医学では、戦中戦後の過酷な体験を背景に生じたいわゆる根こぎ抑うつ(34)について、患者の体験から了解可能な病態なのかどうかが問題となった。平和な現在でも、毎日終電の時間まで働いているのに成果が出ないと責め立てられている人の生活は、たとえて言えば日々厳しい戦いといえるだろう。そのような立場におかれた人が抑うつ状態になった場合、状況を想像しようにも難しい。このような場合にはそもそも理解可能か理解不能か無理に結論を出さないのが的確な態度かもしれない[35]。

おわりに

本論の前半では、人が自らについて述べる一人称の発言は確実なものでありながら、その確実性は共同体における相互承認に支えられているという逆説について論じた。相互承認を、科学技術による承認に置き換えることが可能なのかどうかについても議論した。そして後半では、互いの一人称の発言がある程度は理解できることの不思議さについて考えてみた。他者の発言は直ちに理解できるときもあれば、想像力を働かせてなんとか理解したと思えるときもある。他者は可能性として捉えられるものであり、自分と異なる可能性について推測する方法は決して一通りにはならない。これは臨床的な場面でも、健康な人の日常生活においても共通である。

さかのぼると、ヤスパース[36]は精神疾患の了解不能性を指摘しただけではなく、人間の実存は病気か健康かに関わらず了解不能であり、その都度部分的にしか明るみに出ないことも指摘している。ヤスパース以降、現代に至る学問や科学技術の変遷を考慮に入れてもなお、人間は少しずつ部分的にしかわからないものだということは変わらない。

これは悲観的な結論ではない。津田の指摘にもあったように、互いの精神状態を一通りに確定できないからこそ、我々は個別の存在として生きている。互いにわからないところがあるからこそ対話しつつ生活している。人間をとりまく科学技術が変化してもおそらくこのことは変わらないだろう。

注

（1）特に、木村敏、野家啓一（監修）『「自己」と「他者」――臨床哲学の諸相』河合文化教育研究所、二〇一三年においては、多くの論者がこのテーマに関して論じている。

（2）本節は、熊﨑努「一人称特権からみた精神病理現象」『臨床精神医学』四四巻五号、二〇一五年、七一三―七一八頁と一部重複している。

（3）シンポジウム当日に指摘があった通り、「頭が痛い」は無人称ともとれるが、これが外界や他者に関する発言でないことは確かである。

（4）Manfred Spitzer, "Karl Jaspers, Mental States, and Delusional Beliefs: A Redefinition and its Implications," in *Psychopathology and Philosophy*, ed. Manfred Spitzer, Friedrich A. Uehlein, and Godehard Oepen (Springer, 1988), 128–142.

（5）David H. Finkelstein, *Expression and the Inner* (Harvard University Press, 2003); Brie Gertler, *Self-knowledge* (Routledge, 2011).

（6）患者本人の発言を受け止めつつ疑問を呈するという態度には、治療的にも積極的な意義があると指摘されている。Paul L. Wachtel, *Therapeutic Communication: Knowing What to Say When*, 2nd ed. (Guilford, 2011).（杉原保史訳『心理療法家の言葉の技術［第二版］――治療的コミュニケーションをひらく』金剛出版、二〇一四年）を参照。

（7）Karl Jaspers, *Allgemeine Psychopathologie: Ein Leitfaden für Studierende, Ärzte und Psychologen* (Springer, 1913).（西丸四方訳『精神病理学原論』みすず書房、一九七一年）ただし、訳文は同書一五四頁および、後の版（注（36）参照）で対応する部分にあたる上巻四五一頁を組み合わせたものである。

（8）野矢茂樹「自己知の文法」花村誠一、加藤敏編『分裂病論の現在』弘文堂、一九九六年、四五―六六頁。

（9）Ludwig Wittgenstein, *Philosophical Investigations*, 3rd ed., trans. G. E. M. Anscombe (Basil Blackwell, 1953/2001).（藤本隆志訳『哲学探究』ウィトゲンシュタイン全集八、大修館書店、一九七六年）

(10) 川合一嘉「ヴィトゲンシュタインの私的言語論から見たセネストパチー」『臨床精神病理』二四巻一号、二〇〇三年、六〇–六一頁、生田孝「私的言語からみた統合失調症体験」『語り・妄想・スキゾフレニア——精神病理学的観点から』金剛出版、二〇一一年、一九一–二一八頁。

(11) Kurt Schneider, *Klinische Psychopathologie*, 6. Aufl. (Georg Thieme, 1962).（平井静也、鹿子木敏範訳『臨床精神病理学』文光堂、一九六五年）

(12) シュナイダー、前掲書、および、熊﨑努、大前晋、松浪克文「抑うつ状態の鑑別診断における了解不能性の意義について」『臨床精神病理』三四巻二号、二〇一三年、一六一–一七〇頁を参照。

(13) Walter Schulte, "Psychotherapeutische Bemühungen bei der Melancholie," in *Studien zur heutigen Psychotherapie* (Quelle & Meyer, 1964), 57.（飯田眞、中井久夫訳「うつ病の精神療法」『精神療法研究』岩崎学術出版社、一九九四年、七一頁）

(14) ただし、内容によっては、本人の述べる感覚であっても幻覚あるいは妄想に分類される場合がある。加藤敏「分裂病における心気——体感症状の臨床精神病理学的研究」『精神神経学雑誌』九六巻三号、一九九四年、一七四–二一九頁を参照。

(15) 熊﨑努「妄想と一人称特権」『臨床精神病理』二九巻一号、二〇〇八年、六一–七一頁。

(16) Paul Matussek, "Wahrnehmung, Halluzination und Wahn," in *Psychiatrie der Gegenwart*, hrg. von Hans W. Gruhle et al., Bd. I/2 (Springer, 1963), 64.

(17) G. E. M. Anscombe, *Intention*, 2nd ed. (Basil Blackwell, 1963), 44.（菅豊彦訳『インテンション——実践知の考察』産業図書、一九八五年、七九頁）アンスコムの例は単なる思考実験のように聞こえるかもしれないが、他者にどのような善意や悪意を想定するのかが重大な問題となる局面は、現実にしばしばある。そのような局面での判断に、アンスコムの例は示唆を与えてくれるだろう。

(18) アンスコム、前掲書、訳書九一頁。また、J. L. Austin, "Other Minds," in *Philosophical Papers*, 3rd ed., ed. J. O. Urmson and G. J. Warnock (Oxford University Press, 1979), 115.（山田友幸訳「他人の心」坂本百大監訳『オースティン哲

学論文集』勁草書房、一九九一年、一七〇―一七一頁）にも、一人称の発言の相互理解に関する指摘がある。

(19) 小坂井敏晶『責任という虚構』東京大学出版会、二〇〇八年。

(20) 津田均「限界状況での精神病理学、独自の出会い」木村敏、野家啓一（監修）『臨床哲学とは何か――臨床哲学の諸相』河合文化教育研究所、二〇一五年、二五二頁。

(21) 本節は、熊﨑努「了解の現代的な意義を再考する」『臨床精神病理』三八巻三号、二〇一七年、二七九―二八九頁と一部重複している。

(22) ヤスパース、前掲書（注(7)）。

(23) これらの先行研究については、熊﨑努「101年目のヤスパース（歴史編）――了解概念は消滅したのか」『精神医学史研究』一九巻一号、二〇一五年、二七―三一頁にて紹介している。

(24) Alvin I. Goldman, *Simulating Minds: The Philosophy, Psychology, and Neuroscience of Mindreading* (Oxford University Press, 2006).

(25) David Lewis, *Counterfactuals* (Basil Blackwell, 1973).（吉満昭宏訳『反事実的条件法』勁草書房、二〇〇七年）なお、訳書の題名からもわかるように、Counterfactuals は反事実的条件法とも訳されるが、本論では既にある日本語の語彙を用いて反実仮想と呼ぶことにする。

(26) 先行研究については *Stanford Encyclopedia of Philosophy*, Winter 2016 ed., "The Logic of Conditionals" (by Horacio Arlo-Costa and Paul Egré), in https://plato.stanford.edu/archives/win2016/entries/logic-conditionals/ に紹介されており、拙論（前掲書、注(21)参照）でも多少論じている。

(27) ルイス、前掲書、訳書七二頁。

(28) 新山喜嗣『ソシアの錯覚――可能世界と他者』春秋社、二〇一一年。

(29) ラカンは、本論と異なる方向から、自己の鏡像と自己、自己の鏡像と他者との、不調和を秘めた対応関係を述べている。Jacque Lacan, "Le stade du miroir comme formateur de la fonction du Je: telle qu'elle nous est révélée dans l'expérience

psychanalyitque," in *Écrit* 1, nouvelle édition (Seuil, 1999), 92–99.

（30）木村敏「離人症における他者」高橋俊彦編『分裂病の精神病理15』東京大学出版会、一九八六年、五八頁（強調は原典による）。なお、木村の考察は、経験の基礎にある存在論的なレベルに向かい、自他未分化な「あいだ」から自己と非自己との差異が析出される有様が描き出されている。本論でおこなっているのは、既に自他の差異が生じたあとの経験なレベルに関する分析である。

（31）Eduardo Fermé and Hans Rott, "Revision by Comparison," *Artificial Intelligence* 157 (2004): 5–47.

（32）Patrick Girard and Koji Tanaka, "Paraconsistent Dynamics," *Synthese* 193 (2016): 1–14.

（33）深尾憲二朗『精神病理学の基本問題』日本評論社、二〇一七年、一四五頁。

（34）Hans Bürger-Prinz, "Psychopathologische Bemerkungen zu den cyclischen Psychosen," *Nervenarzt* 21 (1950): 505–507.

（35）拙論、前掲書（注(12)参照）。

（36）Karl Jaspers, *Allgemeine Psychopathologie*, 4. Aufl. (Springer, 1946).（内村祐之、西丸四方、島崎敏樹ほか訳『精神病理学総論』岩波書店、一九五三－一九五六年）

非人称（エス）の迷路のなかで

野家　啓一

1　問題の発端――「エルの神話」から「エスの神話」へ

プラトンの『国家』第X巻の掉尾を飾るエピソードは「エル（Er）の神話」と呼ばれている。戦争で亡くなったエルが、死んでから一二日目に生き返り、「あの世からの報告者」（619B）として臨死体験を語り伝える奇妙な物語りである。物語りは「彼の魂は、身体を離れたのち、他の多くの魂とともに道を進んで行って、やがてある霊妙不可思議な場所に到着した」（614C）というところから始まる。神話の前提になっているのは徹底した「霊肉二元論」であり、ピュタゴラス派の影響と見られる「輪廻転生」の説である。霊妙不可思議な場所とは、次に何に生まれ変わるかを選択する関所のことにほかならない。

もちろん「エル（Er）」とは東方ヘブライ系統の固有名であり、ドイツ語の三人称単数代名詞「Er」とは何の関係もない。ただ、ドイツの医師ゲオルグ・グロデックが提起し、フロイトが「自我とエス」においてその概念を換骨奪胎した非人称代名詞エス（Es）と並べてみると、そこには興味深い対照が見られる。実際フロイトは、グロデックの思想を「エスの神話（Es-Mythologie）」と呼んで婉曲に批判しているのである（グロデック／野間俊一 2002: 20）。もともとグロデックが「エス」の概念を導入したのは、心身（霊肉）二元論を克服し、心身一如の立場を打ち出すためであった。一九一七年五月二七日付でグロデックがフロイトに宛てた最初の手紙には、次のように書かれている。

> こころとからだの区別は単に言葉上の区別であって、本質的な区別ではなく、からだとこころとはひとつの共通の何かであり、そこにはエスが、私たちがみずから生きていると信じているにもかかわらず、じつは私たちがそれによって生きられているようなひとつの力が、隠れているのです。（グロデック／野間 2002: 13）

木村敏によれば、このような「エス」概念を導入することによって、フロイトの「精神分析理論はそれまでの『意識・無意識・前意識』の『第一局所論』から、『エス、自我、超自我』の『第二局所論』へと発展することとなった」（木村敏 1998: 197）ということである。だが、「エス」の提案者であるグロデックは、同じ一九一七年にフロイトに宛てて「自分は無意識を単に心的なものとは考えず、あらゆる身体症状を生み出している『人格以前』

のものとして『エス』と呼んでいる」（同前：202）と書き送っている。ここには微妙な齟齬がみられる。フロイトが「エス」を心的領域の構造の中に閉じ込めたのに対し、もともとのグロデックの企図は、むしろ心身相関の解明にこそあったからである。その点を野間俊一は以下のように敷衍している。

グロデックの慧眼は、心身の根柢にひとつの原理を仮定したことだ。（中略）心と体からなる私たちの生を実際に生きているのは、私たちが普段「私」として意識している自分自身ではなく、私たちには知ることのできない、「私」とは別の生命的な主体ということになる。少なくともグロデックはそのように考え、それを〈エス〉と名づけたのだった。（野間俊一 2006: 38–39）

つまり、フロイトが「エス」を心的領域の構造的一側面として位置づけたのに対し、グロデックはそれを心身がそこから派生してくる根源的生命体とでも言うべき共通の基底として捉え、心身相関の事実をこそ解明しようとしていたのである。先のフロイト宛て書簡にあった「人格以前」とは、それゆえ非人称というよりは前人称ないしは無人称の次元を指し示しているものと理解すべきであろう。

2　マッハによる「自我」の消去

このように、グロデックとフロイトの間には、「エス」の捉え方について当初からすれ違いが見られたのだが、グロデックが「エス」概念のプライオリティを主張したのに対し、フロイトはグロデックの独創性を否定し、「エス」の先行例はニーチェであると一方的に決めつけている。フロイトはその典拠を明らかにしておらず、そこにフロイトの失錯行為を見る論者もいるが、木村によれば、その文献的証拠は『善悪の彼岸』第一七章に見ることができる（木村敏 1998: 207）。

> 思想というものは、「それ（er）」が欲するときだけにわたしたちを訪れるのであり、「われ（ich）」が欲するときに訪れるのではないということだ。だから主語「われ」が述語「考える」の条件であると主張するのは、事態を偽造していることになる。〈それ（es）〉が考えるのである。そしてこの「エス」が、あの昔から有名な「われ」であると主張するのは、控え目にいっても一つの仮説に、一つの主張にすぎないのだし、何よりも「直接的な確実性」などではないのである。（ニーチェ 1886［2009］: 51–52）

この『善悪の彼岸』が上梓された一八八六年は、エルンスト・マッハの『感覚の分析』が刊行された年でもあった。彼が感性的要素一元論を掲げて、カントの物自体や超越論的統覚の概念を批判し、何よりも「直接的な確実性」に依拠すべく、「物体」も「自我」も感性的諸要素の関数的連関態にすぎないと喝破したことはよく知られている。興味深いことに、マッハは自我概念を批判するに際して、以下のようなリヒテンベルクの哲学的覚書を引用しているのである。

> 我々はただ我々の感覚、表象、思想の現存を知るのみである。閃く（es blitzt）というのと同様、思う（es denkt）というべきであろう。コギトということは、我思う（Ich denke）と訳するや過大となる。我を仮定し

要請するのは実用上の必要にすぎないのである。（マッハ 1886［1971］: 22）

このリヒテンベルクの考察と道筋こそ違え、マッハもまた自我に関して同じような結論に達している。マッハによれば、この世界は空間的・時間的に結合した色、音、熱、圧などの感性的諸要素が関数的に連関し合った複合体にほかならない。彼の言い方を借りれば「第一次的なもの（根源的なもの）は、自我ではなく、諸要素（感覚）である。諸要素が自我をかたちづくる。私（自我）が緑を感覚する、ということは要素緑が他の諸要素（感覚、記憶）のある複合体のうちに現れるということの謂い」（マッハ 1886［1971］: 19）なのである。それゆえ、「誰がこの感覚の連関を有するのか」あるいは「誰が感覚するのか」と問うとすれば、それはリダンダントな問いであり、非人称の主語をもって答えるほかはない。つまり、「物体」や「自我」といった仮想的な単位は、実用的な目的のために発明された方便なのであり、学問的探究の目的は、連関し合った要素複合体の純粋記述に存するのである。もともとマッハは父親の書斎でカントの著作に出会い、強烈な感銘を受けたのだが、ある体験をきっかけに要素一元論へと哲学的転回を遂げる。とりあえず彼の思索の道筋をたどっておこう。

私は父の書斎で非常に早い時期に（一五歳位の時）カントの『プロレゴーメナ』を手にしたのであったが、これを想う時、私はいつも、すこぶる運がよかったという感慨にうたれる。私はこの本を読んで、強烈な、抹しがたい感銘を受けた。（中略）それから二、三年たって、私は「物自体」が果たしているなくもがなの役割にふと気づいた。ある晴れた夏の日に――そのとき戸外にいたのだが――突如として、私の自我をも含めた世界は連関し合った感覚の一集団である、ただ、自我においては一層つよく連関し合っているだけだ、と思えた。

（マッハ1886［1971］: 32）

こうして、デカルトのコギトに発してカントの超越論的統覚に引き継がれた自我概念を感性的諸要素の複合体へと解体していくというマッハの路線は、リヒテンベルクを媒介にしながらIch denkeからEs denktへという、「非人称性」や「前人称性」の主題化へとつながっていくのである。このような経緯をたどり直してみると、グロデックが「エス」の概念を提起するに当たっては、一九世紀末の思想状況の中で、すでにその道筋はマッハやニーチェ（この両者は当時の「モデルネ」を代表する哲学者であった）によって地ならしをされていたと見ることができる。（なお、「エス」の概念をめぐる思想史的背景については、互盛央2010に詳しく、裨益するところが多かった。）

3　非人称の次元――初期サルトルの「自我の超越」

こうしたマッハやニーチェの思索の道筋は、思いがけないことに二十世紀に入って、現象学を学び終えたばかりの初期サルトルへと引き継がれていく。サルトルは処女作とも言うべき『自我の超越』において、「我れ（Je）」「自我（Moi）」「エゴ（Ego）」の三つの概念を区別しつつ、〈エゴ〉は意識の中にあるのではなく、意識の外部、すなわち世界の中にあり、他者の〈エゴ〉と同様に世界内の一存在者であることを論証しようと試みる。その企図は、現象学を「独我論」の嫌疑から解放しようとすることにある。すなわちフッサールが『デカルト的省察』で展開した考察と目的は同じといってよい。ただし、フッサールが自我の固有性・確実性から出発し、身体の対化（Paarung）や感情移入（Einfühlung）を通じて段階的に他我（alter ego）を構成しようとしたのに対し、サルトルは逆に自己意識の絶対確実性を相対化し、それを非人称化することで独我論から抜け出ようとするのである。このサルトルの試みについては、半世紀も前に、滝浦静雄が論文「人間的現実の人称論的構造」の中で次のような的確な指摘を行っている。

例えばサルトルは、自己意識とは自己を客観視することであるから、意識されている自己は他人の自己以上に特権的なものではない、と主張していた。（中略）さらに彼は、意識している限りでの意識は、おのれを何ものとしても定立していない以上、「非人称的」なものでなければならぬと言っていたが、もしそうだとすれば、さまざまの人称は、まず非人称的な意識を基本とし、それに支えられた三人称の分節として捉えられるべきものとなるであろう。（滝浦静雄 1965: 15–16）

ここで言及されている「三人称」とは、おそらく「三つの人称」の意味であろう。また「非人称的な意識」と呼ばれているのは、のちにサルトルの『存在と無』において「非定立的自己意識」と呼ばれることになる意識のあり方である。『自我の超越』の冒頭でサルトルは、カントの「〈我思う（le Je Pense）〉は我々の一切の表象に伴うことができるのでなければならない」という超越論的統覚の規定を引きながら、フッサールがエポケー（判断停止）を通じて心理＝物理的自我を超越的な一対象として排除したことを妥当な手続きとして承認しつつも、彼はこの心理＝物理的自我で十分ではないか、と問題を提起する。そのほかに「絶対的意識の構造としての超越論的〈我れ（le Je transcendantal）〉なるものによって、それを重複させる必要などあるだろうか」（サルトル 1965

[1971]: 181) と反問するのである。

そして、答えが否定的である場合には、「超越論的領野は非人称的 (impersonnel) となるか、前人称的 (prepersonnel) となり、それは〈我れ (Je)〉なしにあることになる」(同前: 182) と主張する。サルトルはそこからさらに一歩を進め、「人称 (personnalité) というものは——たとえ〈我れ〉という抽象的な人称でも——意識に必ずともなわねばならぬものかどうか、絶対的に非人称的な意識というものは考えられないかどうか、それを問題にすることが許されるだろう」(同前: 182) という地点へとたどり着くのである。

初期サルトルの現象学は、その意味で「超越論的自我」抜きの現象学である。そうした彼の現象学理解は、「自我の超越」とほぼ同時期の論文「フッサール現象学の根本的理念―志向性―」(一九三九) のなかにもすでに現れている。サルトルはそこで、意識を内面化することをいかなる意味でも拒絶し、それを世界の方へと外面化することを試みる。

もしも——これは不可能な仮定だが——あなたが意識というものの〈なかに〉入ったとしたならば、あなたは渦にまかれて、外部へ、樹木のそばに、埃だらけのさなかに、投げ出されるだろう。けだし、意識には〈内部〉というものはないからだ。意識は、それ自身の外部以外の何ものでもなく、意識を一つの意識として構成するのは、この絶対的な脱走であり、実体であることのこの拒絶だからだ。(サルトル 1939 [2001]: 17)

興味深いのは、こうした意識のあり方をサルトルがハイデガーの「世界内存在 (etre-dans-le monde)」になぞらえていることである。すなわち「この〈の内に=在る〉ことを、運動の意味において理解したまえ」(同前: 18)

と彼はいう。言い換えれば、意識とは外部へと炸裂する運動なのである。その意識が内面に回帰し、自己自身と一致しようと努めるや否や、意識は〈無化〉される。ここにはすでに〈対自〉としての意識のあり方が素描されている。それゆえ意識の実体化とは、運動を止めて静止した〈即自〉として意識を捉えることにほかならないのである。

このようにしてサルトルは徹底して〈我れ〉の実体化を拒否する。第一次的であるのは絶対的基盤としての「非反省的意識」であり、そうした意識の中には〈我れ〉のための場所など存在しない。そこにフッサールの〈純粋自我〉やデカルトの〈コギト〉との根本的なスタンスの違いがある。「非反省的地平には〈我れ〉は存在しない」（同前：192）のであり、それというのも「〈我れ〉は、超越論的意識とは同じ性質のものではないから」（同前：193）である。そこから得られる結論は「超越論的意識は、非人称的な自発性である。それは各瞬間ごとに存在へと自己を決定し、それに先立ついかなるものも考えることはできない」（同前：236）というものである。こうして〈我れ〉という一人称がもはや特権的な地位をもたなくなることによって、現象学が独我論であるという嫌疑もまた霧消することになる。それゆえサルトルは次のように宣言する。

〈自我〉が〈世界〉と同時的なものとなり、純粋に論理的なものにすぎぬ主観＝客観の二元性が哲学的関心事から消滅すれば、それで十分なのだ。〈世界（le Monde）〉が〈自我（le Moi）〉を創造したのでもなければ、〈自我〉が〈世界〉を創造したのでもない。それらは、絶対的・非人称的な意識にとっての二つの対象であり、意識を介してこそ、それらはむすび合うのである。（同前：242）

サルトルによれば、「絶対的・非人称的な意識」こそが存在の第一条件であり、世界も自我もそこから生れ出るような絶対的源泉にほかならない。だが、この非人称的意識はその代償として、当然のことながら身体性の次元を欠落させざるをえなかったのである。(ちなみに、サルトル哲学の展開のなかで身体性が回復されるのは、『存在と無』第三部「対他存在」において、他者の眼差しに晒される「対他—身体」としてである。)

4 非人称の身体性——オイゲン・ヘリゲル『弓と禅』

すでに見たように、初期サルトルの超越論的領野は、非人称的ないしは前人称的であることによって、現象学のアポリアであった独我論を免れてはいるが、その非人称的意識ははなから身体性の次元を欠いていた。その点ではフッサールが『デカルト的省察』において展開した他我構成論の方が、むしろ身体性を考察の不可欠の前提としているのである。それでは、非人称性が身体性を獲得するにはどうしたらよいのか。一つの手がかりを与えてくれるのは、戦前に東北帝国大学で教鞭をとったことのある新カント派の哲学者オイゲン・ヘリゲルによる弓道修行の体験である。

ヘリゲルはエミール・ラスクの弟子で、ラスク全集の編集委員でもあったが、一九二四年から二九年まで当時の東北帝国大学で教壇に立ち、古典語と哲学の科目を担当した。彼はもともとマイスター・エックハルトの研究者であり、神秘主義的な体験に興味を抱いており、日本の禅仏教にも少なからぬ関心をもっていたのである。しかし、日本に到着するとある人が「神秘主義［禅］の修行に直接入るのは、あまりにも困難で、ヨーロッパ人にとって多分見込みがないことだろうと注意してくれ、日本の道(どう)の一つを習うことから始めるように勧めてくれました」（ヘリゲル 1948［2015］: 21）という経緯で、ヘリゲルは当時旧制二高で弓の指導をしていた阿波研造という師について弓道を学ぶことになる。

ヘリゲルは新カント派に属する哲学者であったことから、「我（Ich）」に対するこだわりがとりわけ強い。それゆえ、阿波研造の説く無我の境地、無心の状態、グロデック風に言えば心身一如というべきか、そこに到達するのは彼にとってきわめて難しいことであった。ところが、ある時を境に、ヘリゲルの弓道理解が急速に進展する。そのことを彼はドイツに戻ってからすぐに行った講演「武士道的な弓道」（ドイツ語では「騎士道」）の中で、次のように語っている。

> 私の方でも、中たりは全くどうでもよいと思えるようになった時に、師が完全に称賛する射が増えていきました。射る時に、私の周りで何が生じようが、もはや私には何の関係もなくなりました。（中略）師が叱るか褒めるかさえ、少しも心を動かさなくなりました。「それ」が射るということが何を意味するか、今や私は経験したことが分かったのです。（同前：39）

ここで「それ（es）」と言われているのは、もちろんドイツ語の非人称代名詞であり、「私（ich）」に対立するもの、我執を去った状態を指すものとして使われている。師はヘリゲルに向って、「あなたは［的を］狙ってはなりません。（中略）弓を引いて射が離れるまで待ちなさい。その他すべてのことは、それ（es）が生じるに任せなさい」（同前：34）と指導するのである。それに対してヘリゲルは、ピストルの射撃のように、どうしても「的に命中させる」という技巧を身に付けようとする考えから離れられない。弓道を西洋流のスポーツとして捉えるヘリゲルと、弓道をあくまでも「道」、すなわち精神的修行の一環として実践しようとする師のあいだには、越えようのない溝が存する。こうした両者の隔たりは、ヘリゲルの著作『弓と禅』（一九四八）では次のような問答となって繰り返されている。

ある日、私は師に問うた。「もし〈私〉がそれを行わないとするならば、そもそも射はいかに離れることができるのでしょうか（Wie kann denn überhaupt der Schuß gelöst werden, wenn 'ich' es nicht tue?）」、「〈それ〉が射るのです（'Es' schießt.）」師は答えられた。「そのことはすでに何度も先生からお聞きしました。それ故、別な風に問わなければなりません。もし「私」がその場にもはやあるべきでないとすれば、私はいかに自己を忘れて離れを待つことができるのでしょうか（wie kann ich denn selbstvergessen auf den Abschuß warten, wenn 'ich' gar nicht mehr dabei sein soll?）」「「それ」が満を持しているのです（'Es' verweilt in höchster Spannung.）」「この「それ」とは誰であり、何なのでしょうか（Und wer oder was ist dieses 'Es'?）」「もしもあなたがこのことを理解したなら、あなたは私を必要とはしません」（同前：124–125）

それこそ禅問答のような奇妙な対話だが、「私」や「自我」を基盤とする西洋哲学の伝統の中で育ったヘリゲルが、東洋的な「行」の思想、すなわち「無我」「無心（absichtlos）」「心身一如」の境地をどのようにして身に付けて行ったかを示すプロセスとして、この一節は大変興味深い。そして、なおも食い下がろうとするヘリゲルに対して、師は「ですから、もうその話は止めて、稽古しましょう」（同前：125）と稽古による体得を促すのである。あくまでも言葉で説明されなければ納得しないヘリゲルと、言葉が届かないところは身体で体得するほかないとする師の応答は、「みずから」と「おのずから」の違いと特徴づけることもできる。言い換えれば、事柄と向き合う際の「能動態」と「中動態」の差異である。

やがてヘリゲルは「私は問うことを止めた」（同前）と述べている。そして、あるきっかけから、前述の「〈それ〉が射るということが何を意味するか、今や私は経験したことが分かったのです」（同前：39）という境地にいたる。そのきっかけとは、師が暗闇の中で射を的中させてみせたことである。ヘリゲルの回想を引いておこう。

［約三〇メートル先の］的は深い闇の内にあり、線香の火でやっと見える程でした。（改行）師はまだ無言のまま、弓と［一手］二本の矢を取られた。師は甲矢《はや》を射た。私は衝撃音で矢が的に中たったことが分かった。乙矢《おとや》も命中したのが聞こえた。師は私に二本の矢を見てくるように言われました。甲矢は、まさに的の真ん中に刺さり、乙矢は、甲矢の筈《はず》に当たって軸を割いていた。（同前：37）

まさに弓道の至芸とも言うべきパフォーマンスであり、これを機にヘリゲルは、師の言う「それが射る」を一挙に会得することになる。だが、暗闇の中で的を射るという行為は、弓道修行のなかではさほど究極の名人芸というわけでもないらしい。演出家の竹内敏晴は『ことばが劈かれるとき』のなかで、戦時中の電力制限のなかでの、中学時代の弓道体験を回想している。すなわち「的はまったく見えないのだが、張りつめた力のバランスがピッタリ成り立ったところでパッと離す。バーンと当たった音がする」（竹内敏晴1975［1988］：131）というのである。

足の位置だけピタッとしておきさえすれば、的が見えなくとも当たる。体のバランスがきまっているときは、それほど微妙な正確さを持ってくるものだということは、少年の心におぼろげな感動を残した。そのようなときには、的が見えたとしても大きいだろう。いや、もはや目で見るなどという感じではなくて、からだと的がピタッと一つになっている。(中略)つまり、見えるということは「目で」見るという問題ではないのだということである。(同前:132)

おそらくこれは、身体的な修練を通じて「型」を獲得したことを意味するのであろう。実際、竹内は暗闇のなかでの射について「それは肉体と精神とが最高のコンディションにあって、有機的につながっているときにのみ可能」(同前:133)だと述べている。考えてみれば、グロデックが「エス」の概念に込めていたのも、「からだとこころとはひとつの共通の何か」と言うとおり、こうした心身一如の状態であった。ヘリゲルの師阿波研三もまた、反復練習を通じて「それ(es)」と呼ぶほかない心身の「有機的つながり」、すなわち「最高のコンディション」を体得させようとしたのである。これは仏教などでは古来「行」と呼ばれていた事柄にほかならない。西谷啓治に「行ということ」という小論があるが、それに依拠して「行」の本質を確認しておこう。

そういう「行」というものにおいて最も特徴的なことは、前述のように、それがあくまで身体的な行いであるということ、およびそれが明確に「方法」の性格をもっているということにある。その場合、方法ということは、単に特定の目標に達するための手段としての技巧とか技術ということではない。(西谷啓治1960[1996]:9)

「行」の特徴として、方法的ということとともに身体的ということを挙げたが、行における方法は身体的な行いのうちに、その行いの方法として現われる。そのことは、真理としての「法」が身体的なものの上に、つまり人間存在の底辺をなすものの上に、「かた」を刻みつつ自らを実現してくるということである。（同前：一二）

ここでは「行」を通じて「かた（型）」が身体に刻みつけられ、それによって心身の「有機的つながり」が実現されるという機制を見ておけばよい。ヘリゲルの師が「それ」と示唆し、グロデックが「エス」と呼んだ何ものかは身体性と不可分なのである。「エス」は「私」という人称が成立する以前の、メルロ＝ポンティの言葉を借りれば、間身体性の次元に属する概念にほかならない。それゆえ、フロイトが「エス」を心的領域の構造のなかに位置づけたのに対し、グロデックの「エス」はそれよりはるかに長い射程をもちえていた、と言うべきであろう。

5　非人称の倫理学は可能か？

以上のような考察をもとに、最後に「非人称の倫理学」が可能であるか否かを模索してみたい。西欧の倫理学は、カントの定言命法に見られるように、人格性をもった主体による、意志の自由に基づいた「自律」のうえに築かれる「一人称単数の倫理学」と言うことができる。自己立法の倫理学である。それに対して、ブーバーは「我―汝（Ich-Du）」および「我―それ（Ich-Es）」を根源語と呼び、我―汝関係のなかに倫理の基盤を見出した。この場合、「それ（Es）」は対象物として客観化されたモノであり、非人称といった意味はもっていない。それゆえ、ブーバーの立場は「二人称の倫理学」と呼ぶことができよう。

そうした一人称単数および二人称の倫理学に対して、和辻哲郎は一人称複数（われわれ）の倫理学、すなわち「間柄の倫理学」を対置した。だとすれば、それをさらに人間以外の存在者（非人格的なもの）にまで拡張することによって「非人称の倫理学」を構想することはできないだろうか。私見によれば、それは倫理的共同体を「動物倫理」や「環境倫理」にまで拡張すること、さらには現存しない未来世代をも包摂する「世代間倫理」の可能性にまでつながるはずである。

和辻によれば、倫理とは「人間共同態の存在根柢として、種々の共同態に実現せられるもの」であり、「倫理学とは人間関係・従って人間の共同態の根柢たる秩序・道理を明らかにしようとする学問」（和辻哲郎 1934 [2007]: 17）にほかならない。そこから、倫理学においては問うものも問われるものもともに人間であり、それゆえ人間を実践的主体として把握しなければならないとして、次のように述べている。

しからば実践的な主体としての人間とは何であるか。人間とは一定の間柄における我々自身であった。その「我々自身」が実践的主体である。（中略）汝はまた我れであり我れはまた汝の汝であるというごとき主体的連関があるゆえに「我々」が成立する。（中略）このような「我々」の立場は、すべてが主体として連関し合う立場である（同前：194）

こうして和辻は「我―汝」の二人称の倫理を「我々」という一人称複数の間柄の倫理へと拡張し、それをさらに共同体の次元へと定位させる。この書が刊行された一九三四（昭和九）年という時期からも推測されるように、その後に刊行された和辻の浩瀚な主著『倫理学』第一巻においては、この「我々」が構成する共同体（人倫）が無媒介に「国家」と同一視されることになる。さらに戦時中には、日本国家の世界史的使命といった京都学派の主張とも重なり合いながら、「我国の国体や、世界に於ける我国の独特の使命」（子安宣邦2010: 28）が説かれるにいたったことはよく知られている。

それでは、共同体を形作る「間柄」の概念を支えている和辻の人格概念（ペルソナ）とはいかなるものであったのか。彼には有名な「面とペルソナ」というエッセイがあり、そこでは次のように説かれている。

人間生活におけるそれぞれの役割がペルソナである。我れ、汝、彼というのも第一、第二、第三のペルソナであり、地位、身分、資格等もそれぞれ社会におけるペルソナである。（中略）そうなるとペルソナは行為の主体、権利の主体として、「人格」の意味にならざるを得ない。かくして「面」が「人格」となったのである。（和辻哲郎1935［1995］: 27–28）

この行為の主体、権利の主体としての「人格」という概念を真っ向から否定したのは、思いがけないことにフランスの女性哲学者シモーヌ・ヴェイユであった。それはまた、共同体の倫理を「国家」へと収斂させないために、どのような道が残されているのかについて、一つの重要な示唆を与えてくれる。それは、シモーヌ・ヴェイユが死の一年前に書いた「人格と聖なるもの」と題する最晩年の論考であり、そこで彼女はムーニエなどの人格主義が奉ずる特権的な人格概念に鋭い角度から批判を加える。

権利という語に人格という語を付加するとは、すなわち人格のいわゆる開花への権利を含意するのであり、いよいよ重大な悪を生み出すことになる。抑圧された人びとの叫びは権利請求の口調よりさらに低きに落ちこみ、羨望の口調にすら堕するだろう。（改行）というのも人格は、社会的威信におだてあげられるときにのみ開花するからだ。人格の開花とは社会的特権にほかならない。（ヴェイユ 2013: 194）

そこからヴェイユは、「聖なるものは人格（personne）などではなく、むしろ人間存在における非人格的なもの（impersonnel）である。人間における非人格的なものはことごとく聖なるものであり、ひるがえって、これのみが聖なるものだ」（同前：182）と主張する。これだけではわかりにくいが、以下のような一節を参照しておこう。

真理と美は、非人格的かつ匿名的な事象からなるこの領域に住まっている。聖とすべきはこの領域だ。他の領域は聖ではない。（略）科学における聖なるものは真理である。芸術における聖なるものは美である。真理と美はともに非人格的である。（同前：183）

こうした箇所を引けば、多少は「聖なるもの」と「非人格性（impersonnel）」との関わりが見えてくるかもしれない。そして人格の特権性こそは差別や対立の源泉なのである。だとすれば「人格」ではなく「非人格的なもの」こそ聖なるものだという彼女の主張がおぼろげながら理解できるであろう。

この「非人格的性」を「非人称性」と読み換えるのは、『三人称の哲学』の著者ロベルト・エスポジトにほかならない。彼はヴェイユの主張を「もしペルソナのカテゴリーが人間のあいだで分離や従属を絶え間なく引き起こす力という地滑りの道筋をつくっているのだとしたら、このような強制力を免れる唯一の方法は、それを非人格的＝非人称的な様態に顛倒させることだとみなされるのである」（エスポジト2011: 161）と敷衍する。もしそのような解釈が許されるとすれば、ヴェイユの「人間存在が集団の影響力から逃れるには、人格をこえて非人格の領域に入りこむしかない」（ヴェイユ2013: 186）という一文も「非人称の領域」と読み換えることによって理解可能となるであろう。

おそらく「集団の影響力」とは、当時進行していたナチスの蛮行が念頭にあるに違いない。ヴェイユによれば「人格は事実として集団に従属している」（同前：185）のであり、「人格が集団の圧力から保護され、民主主義が保証されるには、非人格的でいかなる政治形態とも無縁の崇高な善が、公的な生において結晶化していなければならない」（同前：209）のである。つまり「非人称の領域」に成立する倫理があるとすれば、それは国家や共同体など集団の影響力や圧力を否認し、「人格以前」（グロデック）の存在者をも包摂するより広汎な共同性へと道を拓く可能性をもつものであろう。

6　結語――エスと神なる自然

最後に、グロデックの「エス」概念を、以上のような「非人称の倫理学」の可能性と結びつけてみたい。木村敏は、先に引用した論文「エスについて」において、ハイデガーの es gibt に触れながら次のように述べている。

このハイデガーの思惟を平板化することを恐れずに、これをいささか強引にグロデックやフロイトの「エス」と関係づけてみることが許されるなら、われわれはこの Es を（上述のドイツ語に一般的に用いられる非人称の es の場合と同様に）、自然現象や人間の心的・身体的な諸状態を動かしているそれ自体認識不可能な「摂理」、あるいはギリシャ語のピュシスの意味での「自然」のようなものと考えてもよいのではないか。（中略）そうだとすると、この「エス」はわれわれを生かしている「生命そのもの」のことだということにもなるだろう。（木村敏 1998: 218–219）

「エス」の概念が孕んでいる長大な射程についての、きわめて示唆的な一節であるが、グロデック自身がそれに近い自然観を持っていたことについては、野間俊一がゲーテの自然思想からの彼への影響を的確に指摘している。

グロデックの〝エス〟がゲーテの「神なる自然（Gottnatur）」に由来しているということは、それが万物に偏在している点、私たちがそれによって内から生きられているという点、そしてなによりも、これらのはたらきによって私たちが統一的な生を営んでいるという点において、よく理解することができる。グロデックの生の全肯定の姿勢は、ゲーテの調和としての自然観の影響のもとに育まれたのだろう。（グロデック／野間俊一 2002: 306）

このように「エス」の概念を「生命そのもの」あるいは「神なる自然」にまで拡張して解釈することが可能ならば、われわれは「非人称の倫理学」を「環境倫理」の領域へと敷衍することができるかもしれない。事実、アメリカの環境倫理学者ロデリック・ナッシュは『自然の権利』（一九八九）のなかで、「自然権（natural rights）はこれまで実際に自然の権利（the rights of nature）へと進化してきた」（ナッシュ 1989［1999］: 35）と主張しているのである。さらに彼は「日本語版への序文」において、「人間が自然に対して畏敬の念をもつとともに、自然の権利を認めていく」という思想について次のように述べている。

神道やその他の日本の宗教的な信仰体系には、人間と自然の間に厳密な境界線がありません。人間以外の他の種ばかりでなく、川、山のような、いわゆる地球上の〈無生物〉も人間の畏敬の対象となっています。このような考え方からしますと、「自然には生存権があるとともに、倫理的共同体に帰属できる権利がある」という思想を理解し、その思想に基づいて行動していくことはずっと容易なことといえます。（同前：10）

倫理的共同体の拡張、すなわち倫理を人間と人間との間柄のみならず、人間と自然の間柄、すなわち動物、植物、無機物、さらには景観にまで広げていくことができるならば、その基盤は人称性をもった人間ではなく、非人称（エス）としての自然に求められねばならない。地球環境が危機に面している今日、「非人称の倫理学」が喫緊の課題となるゆえんである。

参照文献（引用出典は本文中に著者名、書名、頁数の順に表示した）

ヴェイユ、シモーヌ　2013『シモーヌ・ヴェイユ選集Ⅲ』冨原真弓訳、みすず書房
エスポジト、ロベルト　2011『三人称の哲学』岡田温司監訳、講談社

木村敏　1998『分裂病の詩と真実』河合文化教育研究所
グロデック、ゲオルグ／野間俊一　2002『エスとの対話』新曜社
子安宣邦　2010『和辻倫理学を読む』青土社
サルトル、ジャン・ポール　1937［1971］「自我の超越」『哲学論文集』竹内芳郎訳、人文書院、所収
サルトル、ジャン・ポール　1939［2001］「フッサールの現象学の根本的理念―志向性―」『言語・哲学論集』白井健三郎訳、人文書院、所収
互盛央　2010『エスの系譜』講談社
滝浦静雄　1965「人間的現実の人称論的構造」、『思想』、一九六五年五月号
竹内敏晴　1975『ことばが劈かれるとき』ちくま文庫、一九八八年
ナッシュ、ロデリック　1989『自然の権利』松野弘訳、ちくま学芸文庫、一九九九年
西谷啓治　1960［1996］「行ということ」、上田閑照（編）『宗教と非宗教の間』岩波書店、所収
ニーチェ、フリードリッヒ　1886『善悪の彼岸』中山元訳、光文社古典新訳文庫、二〇〇九年
野間俊一　2006『身体の哲学』講談社
プラトン『国家』（上・下）藤沢令夫訳、岩波文庫、一九七九年
ヘリゲル、オイゲン　1948『弓と禅』魚住孝至訳、角川ソフィア文庫、二〇一五年
マッハ、エルンスト　1886『感覚の分析』須藤吾之助・廣松渉訳、法政大学出版局、一九七一年
和辻哲郎　1934『人間の学としての倫理学』岩波文庫、二〇〇七年
和辻哲郎　1935「面とペルソナ」、坂部恵（編）『和辻哲郎随筆集』岩波文庫、一九九五年、所収

統合失調症性残遺状態の一様態

岡　一太郎

1　はじめに

統合失調症の精神病理に関する膨大な数の研究の多くは急性期の病態をめぐるものであり、無為自閉や感情平板化などを主とする慢性期の目立たない残遺状態は長くその影に置かれたままであったが、二〇世紀後半になってにわかに脚光を浴びる機会が訪れた。その一つはHuber, G.[1]が統合失調症の長期経過研究のなかで展開した「欠陥学」[2]において、もう一つは基礎障碍を究明するための端緒を幻聴や妄想といった特徴的な精神病症状には属さない現象のうちに求めるというBlankenburg, W.[3]と木村[4]が統合失調症研究にもたらした方向転換において与えられた。しかし私見では今日もなお慢性期の残遺状態に対して、それが含んでいる問題の深さに相応しい関心が払われるようになったとはいえないように思われ、今回、慢性統合失調症者の残遺状態に固有の精神病理を取り上げる。まずこの容易ならぬ試みのための予備的考察として、残遺状態が注目を集めることになった先述の二つの局面を概観し、そこから残遺状態を論じるための一つの指針を引き出す。そのうえで自験例を一例呈示し、残遺状態をとくにその自己性と時間性に関して検討する。先取りしていえば、木村の「アンテ・フェストゥム」[5]とは幾らか異なる本性をもつ未来への先駆が残遺状態に見出される可能性を問うていく。

2　予備的考察

HuberとBlankenburg及び木村は、前一者が記述現象学、後二者が現象学的人間学と互いに全く異なる立場にあるが、残遺状態に関する双方の見解は接点をもたないわけではなく、慢性期の特徴に乏しい残遺状態が統合失調症に特異的か否かに関して互いに鋭く対立する形で密接に関係している。

2・1　統合失調症特異性の否定

慢性期残遺状態をHuberが主題化するようになったそもそもの動機は、彼の「基底障碍」[6]構想のマニフェストに相当する一九六六年の論文[7]の冒頭にあるように、統合失調症が慢性に進行していくと脳器質性障碍とは明らかに区別可能である統合失調症特異的な変化を示すという従来の定説に対する異議申し立てにあった。

これに関連して Huber らはそれまで慣行的に「欠陥状態」と総称されてきた現象を、自らの長期経過研究のなかで計一五の亜型へと細分化してみせる。これら多数の亜型分類は若干の例外はあるものの、上述のマニフェスト論文で示された二極性、すなわち統合失調症特異的ではなく不可逆的な残遺症候群である「純粋欠陥」[9]を一方の極とし、幻覚妄想などの統合失調症特異的で可逆性の産出症状のみからなる「純粋精神病」[10]を他方の極とする移行系列に基づく。なお「残遺状態」は従来の「欠陥状態」という否定的なニュアンスのある術語を Conrad, K.[11]が言い換えたものである。

Huber の分類のなかで我々が取り上げたいのは慢性期の目立たない残遺状態を本質的に規定している「純粋欠陥」である。「純粋欠陥」とは具体的には「衝動性や活力そして統合能の根本的な減弱、全般的な無力性ならびに不全傾向、目的指向性や中心化の喪失、負荷に対する耐性のなさを含む志向性及び感情の制御喪失」[12]などからなる病態である。身体因論者である Huber はこれらの非特異的な欠損症状が脳器質性障碍と同質的であって、仮説的な「脳の身体的基体」[13]により近い「基底症状」[14]であると主張し、一般に統合失調症特異的とされている幻聴や妄想などは、一次的な「基底症状」の体験に対する心的反応を介した二次的な現象であるとみなした。

2・2　統合失調症特異性の肯定

単純型統合失調症に関するその主著のなかで Blankenburg は、Huber の「基底障碍」論に触れつつ、或る「奇妙なディレンマ」[15]を指摘する。すなわち「症状が特徴的である場合には、その症状は原発的なものではなくて、むしろ病気との対決の結果であるように思われるし、逆に、原発的なものとみなすことのできるような症状は特徴的な姿をとらない」[16]。Huber とほぼ軌を一にするこの見解から出発しながら Blankenburg は「見かけの上では非特異的なものにおける特異性が問題となる」[17]（強調は原著者）として、Huberとは対照的な議論を展開していく。そのなかで統合失調症の本態が「一番はっきり見出されるはず[18]」としてBlankenburgが注目したのは「まず第一に破瓜病者であり、それと並んで残遺状態で[19]」あった。特徴に欠ける残遺状態はしかしBlankenburgによる問題提起後も、破瓜型ないし単純型とは異なり、正面から取り扱われることはあまりないままであったようにみえる。その数少ない寄与の一つが木村によってなされている。

Huberの「基底障碍」に関する共著論文のなかで木村はBlankenburgと同様に「Huberのいう純粋欠陥こそ分裂病に特異的な現象であり、陽性症状はむしろ非特異的症状だとする立場[20]」を表明する。後にこの立場から実際に木村が症例に即して「純粋欠陥」を考察したと思われるのが「タイミングと自己[21]」という論考である。当該の症例は大学一年で発病したのち六回の入退院を繰り返している当時四〇代の男性患者である。「連合弛緩、作為体験、思考伝播などの分裂病特異的な症状は一貫して認められ[22]」ず、「おおむね疲れやすさと持続性のなさを特徴とする低位安定状態が続いている[23]」というその病状について「従来の診断では、『単純型分裂病の病像を呈する残遺状態』ということになるのかもしれない[24]」と書かれており、Huberの先の分類にてらすと、木村の症例は「純粋欠陥」に相当する。

木村はこの症例のうちに「未来への性急な先走り[25]」、すなわち自身が「アンテ・フェストゥム」と名付けて繰り返し論じてきた統合失調症特異的な時間態勢を見出す。同症例の「タイミングがうまくとれない。父にタイミングを狂わされる。父にタイミングで負けている。少しでも間があくとつけこまれる。人と話していても間がもてなくて、全体の雰囲気よりも早めに出てしまう。いつもフライングをしている感じで、リズミカルに行かない[26]」という陳述中にある「フライング」は「アンテ・フェストゥム」の鍵概念としてその後、木村によって一度ならず参照されることになる。

2・3　残遺状態の固有性

冒頭で述べたように我々は慢性統合失調症の残遺状態に特有な精神病理の主題化を目指しているが、それが少なからず困難な企図であることを、Huber と木村の議論はそれぞれの仕方で示している。

Huber においては「純粋欠陥」[27]と「純粋精神病」が残遺状態の多様な病態をほぼ規定しているが、前者は脳器質性の障碍「マイナス Minus」に、後者は統合失調症急性期の「異質性 Aliter」[28]に還元されることから、つまるところ残遺状態に固有な病理はどこにもないことになってしまう[29]。

他方、木村にとって「アンテ・フェストゥム」は「分裂病の人間学的本態である自己の個別化の障碍、自己の自己限定の障碍と本質的に関連した基本的病態とその現われ」[30]であり、木村はこの時間態勢が「純粋欠陥」のうちに陽性症状の混入なしに純粋に現れるのをみてとっていた。しかし「アンテ・フェストゥム」はまさに「基本的病態」として病期を問わず前駆期にも急性期にも認められるがゆえに、木村においても慢性期残遺状態に固有の病理は扱われていないことになる。

以上の議論から、目立たない「純粋欠陥」の固有性を精神病理学的に扱う際の指針を引き出しておく。さしあたって対象とされるべきなのは、明らかに精神病的な際立った異質性はないものの、統合失調症特異性を含んでおり、かつ急性期には見出されないような慢性期に特有の病態である。こうした条件を満たしているであろう独特の先取り不安を訴えた慢性統合失調症の自験例を次に呈示する。

3　症例呈示

症例記述に際して匿名性が保たれるよう細部に改変を加えてある。

症例L　　三七歳　男性

中学二年から周囲の目が気になる、死ぬのが怖くて嫌である、などの訴えが出現し不登校となり、精神科診療所にて不安障碍と診断され通院加療を受ける。中学三年からは言葉の意味に強迫的にこだわるようになり、強迫神経症といわれた。

一九歳頃より独語や空笑がみられ、「空から声が聞こえる」などの産出症状が出現して間もなく緊張病性興奮状態に陥り精神病院に数ヶ月入院となる。退院後、二〇代半ばまで同院で外来加療を受けたあと、近医ということで我々のもとに紹介される。その時点ですでに幻覚妄想は明らかでなくなっており、活動性に乏しく、感情の自然な動きに欠ける残遺状態にあった。

その後一〇年以上が経過した現在まで急性増悪は一度もみられず、発動性減退、易疲労性、集中力・持続力の低下、自閉傾向、感情平板化を主とする病状が固定化している。外来診察ではつねに、以下にその一部を抜粋した未来に関する先取り的な不安が主に訴えられ、幻覚妄想や自我障碍はそれを疑わせるものも含めて語られたことがない。

「ヘルメットをバイクに乗るときかぶるじゃないですか。前髪がクシャクシャになったらどうしようと。センター分けとか崩れるし。考えた結果、オールバックにしようかなと」（バイクの運転していた？）「将来です。今はまだ」

『『いつかは』、『いつかは』と考えてしまう。年取ったらとか。『いつかは来る』というのが不安」

「老化っていうか。笑ったときに目尻に皺がいくようになった感じがして。ちょっとだけですけどそれがすごく不安。老化が始まったなー、あとは老いるだけ。絶望感に襲われて」

「今度、散髪いったとき前髪どうしようかと。禿げてもいいんですけど、センター分けならセンター分けをずっとしたい。七三分けなら禿げても七三分けしたい。ずっといっしょやないとダメ、変えてはダメ、というこだわり。……小さい頃からあったけど、『いつかは』がキーワード。『いつかはできへんやろう』、とか」

「テレビ見ていて、禿げてる人見て、あんななったらどうしようと最悪のこと考える。遺伝子がちがうんだから、おかしいと思うけど。不安な世界に入ると分からんようになる。V字禿げになると決まっているような。寝込んでもしんどいし、唸って」

「僕、坊主にしてるやないですか。月一回散髪に行こうと思うけど。散髪屋のおばさんが僕より若くて。その人が死んだら、他の店も〔丸刈りの際の髪の長さが〕三㎜あるのかとか。四㎜でもいいんですけど。勝手な世界を考えてしまって。頭おかしいんです」

「分かったのは今と未来がいっしょになってる。先というのは見えないんです。老後とか来世とか、今のことのように」

「デイケアのスタッフの人ですけど、今コンタクトしていて、老眼になったらどうしようと考え心配して。『そんなん、今、考えていてもしゃあない』と言われて。先のことなんか、誰も分からないということは分かっている。分かっているけど、不安感が湧いてくる。老眼なるんやないか。コンタクトして老眼鏡かけなあかんのか、すごく複雑な気分」

「分かっていても何か不安。……親亡き後の生活。仕事ができるんかなーと」

「今と未来がいっしょになっている。たとえば洗顔用のローションでテカリを抑えるローションがあるけど、それを爺さんが使ったら皺くちゃになるやろうと。四〇年先の話で何も分からないのに、と分かっているけど、今と未来がいっしょになる」

「先のことを今のように考えてしまう。おっさんになったら、爺さんになったら、と。今を生きていない。先のこと考えて。分かんないじゃないですか」

「一生、同じ髪型でいかないとあかんと。禿げることよりも髪型が変わることが不安」

「朝、晩、勤行やってて、勤行が終わった後に願いを心の中で言うところがある。もしも今が昔の勤行やったらどうしよう？　昔は朝しかなかった。今は両方ある。あるんですけど、もしも今が昔と同じやったらどうしようと」

『もしも』を考えてしまう。V字禿げになったらセンター分けできないとか」

「もしもこうなったらどうしよう、あーなったらどうしよう、それに対策するんですけど。可能性があるといっても、言い出したらきりがない」

『もしも』が現実になる。このメガネが坊主にフィットしている。現実みたら目が悪いじゃないですか。でも空想が現実になった。今、目がいいような感覚になって。実際はそうではないと分かっていて、そうです。……もしも子供やったらスクワットと腕立てして、筋肉つきすぎて伸びが悪くなって、やばいなと。今は関係ないけど。もしも今、小学生やったらどうしようか」

「僕、坊主してますやん。メガネかけへんかったら、すごく変なんですね。素顔で坊主やと変なんです。……今はたまたま目が悪いからメガネできてよかったけど。もしも目が良かったら坊主できへん。『もしも』を本気にしてしまう」

4 考察

呈示症例の先取り不安でしばしば主題となるのは何十年も先の遠い未来であり、その一部には両親に頼れなくなった後の生活についてなど、了解可能なものも含まれている。しかしその大半は、「そんなん、今、考えていてもしゃあない」という治療スタッフの一人による身も蓋もない物言いが端的に表しているように、日常感覚からは明らかに逸脱した未来の先取りと言わざるを得ない。そこに「アンテ・フェストゥム」をみない方が難しいかもしれないが、本症例の未来先取はそれとは微妙であるが見過ごせない仕方で異なっているようにも思われ、ここで必要な範囲で木村の「アンテ・フェストゥム」論をみておく。

4・1 「アンテ・フェストゥム」（木村）

「アンテ・フェストゥム」がそれと「本質的に関連した」[31]統合失調症の人間学的本態を木村は「自己の『個別化の原理』[32]」の障碍のうちにみていた。ここで「原理」とは語源的に「始まり、根源、基礎」[33]を意味しており、統合失調症の基礎的事態は「個別化が個別化として——自己が自己として——成立するまさにその端緒の領域[34]」に求めなければならないとされる。中期の木村現象学において自己の成立する端緒と目されていたのはおそらく、自他未分の「ノエシス的自発性」[35]から「ノエシス的自己」[36]への限定過程である。なお「ノエシス的」という表現は木村においては「こと的・述語的なはたらき」[37]（強調は原著者）を指し、「もの的・主語的な実体」[38]（強調は原著者）を表す「ノエマ的」[39]という術語と対で用いられる。その後も別の概念によって変奏されつつ絶えず主題化されてきたこの過程と密接に関わる木村のアンテ・フェストゥム論について、まず自己性、次に時間性に力点を置いて確認する。

4・1・1 自己性

統合失調症者においては「ノエマ的自己による触発と限定」[40]が十分になされず、「ノエシス的自己」が非自己化し「他性」[41]を帯びることになるのであり、作為体験と思考伝播ではこの他性が明らかな「他者性」[42]を呈し、自己の主体性の深刻な侵犯が生じるとされる。自己の発生機状態にこうした問題を抱えている統合失調症者は、ノエシス的な「他性」がなお「他者性」の様相をとるに至っていない場合でも、自身の主体性が他者によって侵される可能性にさらされており、具体的な他者との関係において「自己の主体性を主張して、相手に主導権を奪われないためには、つねに先手を打たなくては」[43]ならない。

実際、統合失調症者の性急な先走りの例として木村が描出するのは、退院要求、拒薬などの他、「ビンスヴァンガーの『高さのみを求める理想形成』（verstiegene Idealbildung）」[44]に相当する空しい自己実現の数々であり、その企ては「それを制約する身近な他者」[45]へと向けられる。

「先手先手の防禦的姿勢という患者の処世訓」[46]ともいわれる「アンテ・フェストゥム」は人称的な他者の機先を制する未来先取のことであり、他者によって自己の主体性が脅かされる「危険を予防する」[47]防衛機制ないし自己の主体性を確保しようとする「過代償[48]」、代償機制である。このようにそこには「つねに他者性の影が落ちている[49]」（強調は原著者）が、この「他者性」は人称的な他者とともに、人称的な自他の区別が成立する以前の非人称的な他者も含む両義的なものと思われる。

4・1・2　時間性

Heidegger, M.[50] の時間論を援用しつつ木村は、上述した「ノエマ的自己の機能不全[51]」のゆえに統合失調症者が「つねに、多かれ少なかれ不自然な形で、より確固としたノエマ的自己を『自己自身へ向けて対置』し、『自己自身へと到来』することによって自己の個別化を確保しようとする努力を強いられる[52]」こととして「アンテ・フェストゥム」を論述していた。また引用部にある「不自然な形」の内実は、「いままでそのようにあり続けてきた自己の積み重ねとしての現在を、ハイデッガー的にいえば既存性としての事実性[53]」（強調は原著者）を統合失調症者が引き受けられないことに専ら帰されていた。しかし先に触れた「タイミング」を主題化する症例との出会いは木村の時間論にHeideggerの影響圏からの離脱を含む或る転回をもたらし、それとともに「アンテ・フェストゥム」の不自然さもまったく別様に解釈されることとなる。

タイミングとは木村によれば「間主観的主体性[54]」の絶えざる動きと「個人的主体性[55]」のそれとが接触し出会う「行為的現在[56]」である。周囲の動きに、認識ではなく行為によって「即応する[57]」ところにタイミングが生まれ、その「『間一髪』の隙間[58]」において「自己と他者の区別と一体性[59]」が同時に成立する。スポーツにおいてそうであるように、タイミングがうまくとれないと相手に差し込まれることになるが、この不都合を避けようと妙に意図するとフライングになってしまう。統合失調症では「間主観的主体性が他者性をおびて自己の主体性を脅かして(60)」おり、この危険を防ぐために周りの動きに先回りしようとする試みが患者によって「フライング」と表現されたのだと木村はみる。

ここで確認しておきたいのは、そもそもタイミングへの何らかの指向がなければ、フライングは問題になりようもないということである。またタイミングないしフライングが患者自身によってそれとして主題化されずとも、「アンテ・フェストゥム」的な態勢がとられているならば、当の主体が自らの自己性に関わる時間性の問題をどこかで捉えそれに対処しようとしていることが、その時間態勢の存在それ自体のうちに示されている。

次に呈示症例の未来への先取りについて、いったん木村の語彙から離れて我々自身の観点からその時間性を考察していき、それを踏まえた上で「アンテ・フェストゥム」と本症例の先取り不安の関係について論じる。

4・2　時間性

我々の症例の先取り不安は多くの場合、老化という未来の予見に関わっているが、つねにではない。現在そうである現実、過去にそうであった現実をめぐる不安が問題になっている場合も認められるからである。以下ではまず未来に関する先取りについて、その具体的な様相を記述していく。

4・2・1　未来

本症例において主に問題になっている未来は、人称的な他者とそれをめぐって主導権争いに至ることがそもそもあり得ない老化という非人称的な自然の中動的な成り行きである。老化に対する不安は一般的によく認められるものであり、呈示症例の未来に関する病理はかなり非特異的にもみえる。この表面上の非特異性に内包されている特異性に関する手掛かりを求めて、まず未来の主題化に際して患者自身が「キーワード」とみなした「いつかは」と「もしも」を取り上げる。

4･2･1･1　「いつかは」と「もしも」

「いつかは」と「もしも」に関する言明を拾い出してみる：「『いつかは来る』というのが不安」、『「いつかは』がキーワード。『いつかはできへんやろう』、とか」、「『もしも』を考えてしまう。V字禿げになったらセンター分けできないとか」、「もしもこうなったらどうしよう」。

これらの陳述において「いつかは」という言葉を本症例は専ら、未だ現在ではない未来の事象も、それがいつであるのかは特定できないものの、いずれ現在のこととなるという意味合いで用いている。そこに見出されるのは来るべき未来を待ち構える姿勢である。「誰もがいつかは死ぬ」というよくきく言い回しのように、それ自体は病的ではないこの時間的態度には、未来がすでに何かの形でどこかに存在しているニュアンスが含まれている。「もしも」は、「もしもこうなったらどうしよう」という患者の言明に示されているように、問題となる未来の内容を具体的に設定する。着目しておきたいのは「もしも」という接続詞によって導かれる従属節の動詞が「こうなったら」という過去形になるという文法的特徴であり、後でまた触れることにする。なお「もしも」には、ここに述べた類いのもの以外に、過去および現在の事実に関する反実仮想をたてる用法もあり、それについても後述する。

「いつかは」と「もしも」は未来の予見を表すための一般的な言葉であるが、次に、未来との通常の関連が保てていないことを患者自身が自覚していたと思しき陳述をみていく。

4・2・1・2　「一生、同じ」こと

老化に関する不安のなかでとりわけ頻繁に訴えられているのが禿頭になることである。しかしその陳述のなかには禿頭になる可能性が本当の問題ではないことを示すものもある：「禿げてもいいんですけど、センター分けならセンター分けをずっとしたい……ずっといっしょやないとダメ、変えてはダメ、というこだわり」、「一生、同じ髪型でぃかないとあかんと」。これらの言明では禿頭になることよりも、むしろ「髪型が変わる」ことへの不安の方が大きく、患者自身は年齢を重ねてもつねに同じ髪型でありたいという願望が強くある。患者の老化への不安は、髪が薄くなる、視力が弱くなる、筋力が落ちる等の様々な形で主題化されているが、その根本には老化そのもの、つまり自己身体が年齢を重ねるにつれて変化していくことそれ自体に対する恐れが関わっている：「老化が始まったなー、あとは老いるだけ。絶望感に襲われて」。老化は身体に刻印された時間の痕跡ともいえるのであり、「ずっといっしょやないとダメ」という発言に端的に表れているように、禿頭へのこだわりには老化という経時的な変化への不安が伏在している。

4・2・1・3　「今と未来がいっしょ」なこと

何十年も先の未来を先取りすることが呈示症例においてあまりにも大きな比重を占めてしまうため、現在が蔑ろにされる傾向があることを患者自身が自覚している：「今を生きていない。先のこと考えて。分かんないじゃないですか」。患者は「今を生きていない」というが、それでは健常者において「今」はどのようにして生きられているのかと改めて問われると、我々は答えに窮する。

それでもこの問いに対して、少なくとも通常「今」は遠い未来から隔てられており、呈示症例におけるように

「今と未来がいっしょになる」ことはないといえる：「四〇年先の話で何も分からないのに、と分かっているけど、今と未来がいっしょになる」、「分かったのは今と未来がいっしょになってる。先というのは見えないんです。老後とか来世とか、今のことのように」。現に存在している現在の事象とちがって、未来の事象は未だ存在しておらず、患者自身がいうように決して「見えない」はずであるのに、可視的な「今」と不可視の「未来」との間の隔たりがなくなってしまうと患者は述べる。このことと「今を生きていない」ことは不可分のようにみえる。

4・2・2　過去と現在

老化をめぐる不安それ自体は健常者でもしばしば見出されるものである。これに対して本症例の過去ないし現在に関する先取り不安では、現にそうであった過去ないし現にそうである現在が基本的にあり得ない仕方で未来先取と結び合わされている。その時間病理の考察は、未来に関する先取り不安に対する端緒を得ることにもつながるように思われる。

4・2・2・1　現実性

患者は過去ないし現在においてすでに現実化した事態について、それがそうでなくなる場合を想定する：「朝、晩、勤行やってて、勤行が終わった後に願いを心の中で言うところがある。もしも今が昔の勤行やったらどうしよう？　昔は朝しかなかった。今は両方ある。あるんですけど、もしも今が昔と同じやったらどうしようと」、「素顔で坊主やと変なんです。……今はたまたま目が悪いからメガネできてよかったけど。もしも目が良かったら坊主できへん」、「もしも子供やったらスクワットと腕立てして、筋肉つきすぎて伸びが悪くなって、やばいなと。

……もし今、小学生やったらどうしようか」。

ここに挙げた三つの陳述のうち前二者では現在そうである現実に関して、後一者では過去にそうであった現実に関して、当該の現実が実際と異なり得る可能性が深刻な不安の対象となっている。望ましくない現実に直面した際に、「あのとき～していれば」と後悔まじりに反実的な想定をした経験は誰しもあるだろう。しかしその場合、当該の現実が決して変えられないということがその反実仮想の前提になっている。そうであることは現にそうであるのであり、またそうであったことは現にそうであったのであり、いずれの場合も現実が変わることはあり得ない。この絶対的な変更不可能性こそ現実が現実である主たる所以である。ところが我々の症例では、実現したはずの現実が改変され得る事象に変質している。そして過去及び現在のすでに実現済みの現実に現実性が十分に与えられず、当該の現実が未完了のまま変更され得るものとなることによって独特の未来が開かれることになる。

これに関連して、木村もまた過去をめぐる「アンテ・フェストゥム」の症例を記述していたことが想起される。それは自らが希望した東京の大学と親の希望する地元大学の両方に合格し、地元大学へ進学した後まもなく発病し初回入院となった女子大生で、彼女は入院後「運命をまちがえた。やはり東京へ行くべきだった。……私は母の前へ前へと行かなければならないのだった。それが、進学のときに母のうしろになってしまった[61]」と訴える。木村はこの患者の後悔の特異性について論じているが、後悔するには過去が現にそうであったその確固不動の現実性を保っていなければならない。また別のところで木村は「分裂病者においては、い、ま、までが既存性という確実な根拠を失って、過ぎ去って帰らぬ可能性として[62]」（強調は原著者）しか意識されないとも述べているが、ここでも「過ぎ去って帰らぬ」限りで過去はその確かな現実性を保持しており、我々の症例における現実性の病理としての過去をめぐる未来先取とは本質的に異なる。

4・2・2・2　偶然性

この現実性に関する病理について注目したいのは、「今はたまたま目が悪いからメガネできてよかったけど。もしも目が良かったら……」という陳述に示されている偶然性の問題である。「もしも今が昔の勤行やったら」などのように、過去及び現在のたいていの出来事は「もしもそうでなかったら」という形でその反実的な事態が想定可能であるが故に偶然性に属する、ということはひとまず穏当な主張のように思われる。しかし九鬼周造は偶然性の時間性に関して、そうでないことがあり得たという論理で偶然性を捉えることは「根源的一次的の原始的事実[63]」を見損なうと指摘していた。

偶然性が必然性の否定として、または可能性の相関者として規定されるのは体験の直接性を既に離脱した論理の領域においてである。体験の直接性にあっては、偶然は、正視態として、直態として、現在に位置を有つ限り、時間性的優位を占めたものである（二三二）。

「必然性の否定」ないし「可能性の相関者」としての偶然性は、「可能性および必然性は自己の時間性格そのものによって、単に斜視的により目撃され得ない」（同）ことから、また斜視される他ない。これに対して「正視され得る様相は一点において現在する偶然性だけしかない」（同）。九鬼に従えば、偶然は「正視される偶然」と「斜視される偶然」に区別できる。

私が人であるということを取り上げると、もしも私が鳥あるいは虫であったなら等の「もしも」の可能性が複数あるなかで、それは「たまたま」現実化したが、別の可能性が現実化して私が人でないこともまた可能であった。このように、或る現実の出来事がそうでないことも可能な斜視される偶然とみなされるとき、その出来事は、他の諸々の可能な出来事とともに同じ一つの水準に並ぶ複数の選択肢の一つに過ぎなくなる。これに対して私が人であるということが正視される偶然であるとき、この出来事は、それとは別の諸々の可能性とは異なる水準にあって端的な一として現実性を有しており、複数の選択肢のなかの一つに過ぎない可能性に還元されることはない。

偶然を九鬼は「独立なる二元の邂逅」(一二三)とも定義したが、正視される偶然が生じる現在は甲と乙がまさに邂逅するそのときであり、この邂逅が出来した後になって初めて、それは生起しないことが可能な出来事であるという論理的な判断が成立し、そこから斜視される偶然が導き出される。斜視される偶然の時間性もなお現在といえなくはないが事後的である。正視される偶然の現在と斜視される偶然のそれは、論理ないし言語による媒介の有無によって区別されることから、以下では前者を「無媒介的現在」、後者を「媒介的現在」と呼ぶことにする。

我々の症例が過去及び現在の現実に関して『もしも』を本気にしてしまう」のは、正視される偶然が生起する無媒介的現在との連関が十分なものでなくなり、媒介的現在とそこで斜視される偶然によって過度に規定されるためであろう。これにより、当該の現実の出来事がその他の可能な諸々の出来事の中の一つへと格下げされるとともに、『もしも』が現実になる」と患者がいうように、本来は単に可能にすぎないはずの別の出来事が擬似的な現実性を帯びて迫ってくるようになる。こうして、すでに生起した現実が――「もしも今、小学生やったら」

というように——変更可能となることで、なくもがなの未来が開かれ、不安を喚起する。現にそうである、ないし現にそうであった現実が変更されることは実際には決してあり得ないという意味で、それは絶対的に遠い未来への先取り不安である。

4・2・3　生成

正視される偶然と斜視される偶然の九鬼による峻別は、偶然がもつ端的な現実性に関してだけではなく、無より出で来るという偶然の生起するその様式に関しても要請される。偶然を無媒介的現在において正視する眼差しが目撃するのは、偶然が「未来なき不可能性の無から、現在の非存在的一点をぐって忽然としてほとばしり出る」（二二九）ことである。こうした無から有への生成は、媒介的現在において偶然が斜視されるとき、無媒介的現在とともに丸ごと視界から消え去ってしまう。

我々の症例における未来先取は、上述した通り、ほとんどが老化の予見であった。興味深いことに、総じて予見というものが、この今における生成の度外視によって可能となることをBergson, H. が論じている。どんな予見も実は見ることである。そして、この見ることがなされるのは、天文学的予見の場合に起こるように、未来の時間の部分相互の諸関係はそのまま保持しながら、その間隔を次第に縮小していくことができる場合である。しかし、時間の一間隔を縮小するということは、相ついで起こる意識諸状態を空っぽにし、貧弱にするということでないとしたら、いったい何であろうか。[64]

間隔の縮小化によって意識状態が貧弱になるとされるのは、「これらの間隔こそまさに生きられた持続[65]」であるからに他ならない。Bergson によれば、数学ないし科学が扱えるのは「間隔の一端（une extrémité de l'intervalle）[66]」でしかなく、「間隔のなかで何が起こっているかを再構成しようとすると、その役割を越えてしまう[67]」。ここに引用した第一主著の議論はゼノンのパラドクスに対する批判の文脈において語られていたが、後の『創造的進化』でなされた同パラドクスの批判において「持続」は Bergson 自身によって「生成[68]」と言い換えられている。

ところで「持続しないものを抽出して保持する[69]」のが科学であるが、その「科学はもっぱら常識の方向を推し進め[70]」たものとされる。というのも「普通われわれが時間と言う時は、われわれは持続の測定を考えるが、持続そのものを考えない[71]」からである。その一方で「思考することも表現することも困難な持続を、われわれは感得し体験する[72]」。この小論の枠組みでいえば、Bergson によって「間隔」ないし「持続」と表現された生成がたえずそのつどなされる時間が無媒介的現在に相当する。付言しておくと、「間隔」という言葉の空間的な含意にあまりとらわれるべきではない。おそらく Bergson がこの用語でもって言わんとしていたのは、「端」のように認識によって特定の何かとして対象化され固定化されることが、決してあり得ない事態だったはずだからである。

呈示症例の未来に関する先取り不安から取り出しておいた「いつかは」と「もしも」、「一生、同じ」こと、「今と未来がいっしょ」なことという各要因は、予見に関する Bergson の批判的議論によって、いずれも無媒介的現在との連関不全をめぐるものであることが明らかになる。

4・2・3・1　「いつかは」と「もしも」

一般に人が老化を含む未来の諸事象を予め現在において問題にすることができるのは、常識的・科学的に「間隔」を素通りして内容的にすでに確定した「端」としての未来をたてるからである。そのようにして未来に或る特定の「端」がいったん位置づけられると、或る時点で観測可能なことが判明した日蝕のように、我々はその「端」が時々刻々と現在へと近づいて来るのを待ち受ける。

呈示症例の用いた「いつかは」と「もしも」は常識が抱くこうした「端」としての未来表象に属しており、「いつかは」は未来の事象が現在へと向かって流れくる時間形式を、「もしも」はその事象がすでに現在になった時間に予め身を置くことで、その内容を暫定的ながら確定する作用を表す。「もしも」によって導かれる従属節が過去形の動詞をとるのは、「端」としての未来は「間隔」の外にあるが故にすでに確定しており、それを予見する者は「実はそれを見た」[73]と言わねばならないからである。

4・2・3・2　「一生、同じ」こと

Bergson[74]の指摘にある通り、微分的にどれだけ「間隔」を小さくとって「端」の数を無限に増やしても、それが「端」である限り、生の生成によって紡ぎ出される時間的変化をそこに容れる余地はまったくない。「端」にはすでに確定した無変化の事象しかないことから、「端」としてたてられた未来が現在を経由して過去へと流れていくという常識的な時間表象が無媒介的現在における生の生成による裏打ちを受けなくなるのに相応して、真の意味での変化もまた見失われていく。このことと、呈示症例の無変化へのこだわり、さらには老化への強い不安は無関係ではない。

4・2・3・3　「今と未来がいっしょ」なこと

予見する際に「間隔」が素通りされることで、その「間隔」の両端にある現時点と未来時点が接し合うことも原則的には可能となる。というのも両端を隔てる間がなきに等しいとされるからである。呈示症例において繰り返し聞かれた「今と未来がいっしょになる」という訴えは、Bergson の次の言葉とあまりにも合致している。

実を言うと、天文学者が未来の現象を予見するのは、それを或る点まで現在に変えるという条件、あるいは少なくとも私たちをそれから分かつ間隔をおびただしく短縮するという条件によってなのである。(75)

老化は一定の年齢に達した者にとって多かれ少なかれ見過ごせない問題である。しかし無媒介的現在との連関によって、Bergson の言葉を借りれば「砂糖が溶ける(76)」のを待てている限りで、予見される未来との「間隔」は確保され、通常は「そんなん、今、考えていてもしゃあない」というところに落ち着いていられる。

我々の症例の場合、無媒介的現在との連関不全のために「間隔」が大幅に脱落を来すことで否応なく、すでに確定したかのような未来の老化現象と今において向き合わなければならない。無媒介的現在が十分に生きられないとき「間隔」は脱落し、未来の時点と媒介的現在である今の時点という両端は接し合うことになる。「今を生きていない」ことと「今と未来がいっしょになる」ことは、表裏一体の事象である。

4・3　自己性

如何なる意図も予期も越えて偶然がそこで生起する無媒介的現在は本来的に自己にも他者にも属さない。この非人称的な時間との連関が十分に確保されないとき、他者が無媒介的現在を掌握することがある。そうした場合に属する一つの現象として、偶然がもはや偶々ではなく、他者によって惹き起こされることになるとともに、自己の主体性が他者に侵害される体験がある。その具体例をConradの症例記述から引用しておく。

症例一〇八（質問に答えて）「そんなこともありうるのでしょう。思考が読み取られるということがあるに違いありません。私には自分の考えが読み取られているという感じがあります」〈どこでそれに気づくの？〉「たとえば、誰かと腕を組もうと考えます。するとまったく同時に、他の誰かが誰かと腕を組みます。これが一度だけなら、偶然ということもあるでしょう。二人の人間が同時に同じことを考えるのはありうることです。でも、これが一〇回も一五回も続くと、それはもう偶然ではありません」[77]。

ここで偶然における自他の同期は、患者の思考を読み取る他者がもたらす事態へと変容してしまっている。このように無媒介的現在は一方では非人称的でありながら、他方ではそれとの連関なしには自己の自己性が侵されることになるという意味で一人称的でもあるという両義性をもつ。

我々の論じる無媒介的現在と木村の「行為的現在」の異同はさしあたり措くとして、「アンテ・フェストゥム」が現在との連関不全に対する主体の防衛ないし代償機制であるのに対して、呈示症例における未来への先取りは――「今と未来がいっしょになる」ことが「今を生きていない」こととコインの表裏の関係にあったことに示されているように――現在との連関不全それ自体の現れであった。上で確認しておいたが、「アンテ・フェストゥム」とは主体が「行為的現在」というタイミングとの繋がりが得られないことに徒に対処しようとする動きであることから、それはどこかで「行為的現在」への指向が主体に残されていて初めて成立する。これと密接に関連することとして、「少しでも間があくとつけこまれる」といった「萌芽的な他有化」[78]の体験が成立するそのことは、「フライング」症例において発生機状態の自己の本来の在り様が、その危機的事態の把握という消極的な仕方ではあるものの、主体自身によってまだ間接的に捉えられている証である。ちなみに急性期の自我障碍に関しても同様のことがいえるのであり、その体験をまさに異常な事態として際立たせるだけの自己の自己性がなおどこかで保持されていることをそれは前提とする。

対照的に我々の症例では自我障碍はもちろんのこと、「フライング」症例でみられたような「萌芽的な他有化」さえ一切認められなかった。この事実をもとに自己の自己性が無傷であると想定するのは困難である。というのも先述したように症例Lでは、「アンテ・フェストゥム」においてもなお保たれている過去及び現在の現実の現実性が不確実化するほどまでに、無媒介的現在との連関が失われていたからである。むしろ、自我障碍や「萌芽的な他有化」といった自己をめぐる病的体験をいわば図として浮かび上がらせるための地である自己の自己性の内実そのものが現在連関性の深い動揺によって相当以上に希薄化し、主体がその時間病理に応答する機制さえもはや働かなくなっていることが疑われなければならない。

こうした病態をもタイミングの病理として捉えることには躊躇いを伴う。「フライング」症例を扱った木村の論考には、「タイミングがうまくとれない。父にタイミングを狂わされる。父にタイミングで負けている」[79]といったタイミングの病理を表す様々な言葉が症例記述及び考察のなかに出てくるが、この種のあらゆる規定は本来あるべき形でタイミングが成立していないという意味内容のうちにタイミングの別名である「行為的現在」との確かな繋がりを含まざるを得ない。そしてこの繋がりこそが、患者自身による内省化の有無にかかわらず、フライングとしての「アンテ・フェストゥム」を発動させるものに他ならない。これより、呈示症例における無媒介的現在をめぐる病理は、「タイミング」の射程圏外にある可能性も否定できないように思われる。

5　おわりに

我々が生きているのは、そのつど自己と他者が邂逅しているこの今を措いて他にはなく、無媒介的現在はそこで私の生の展開がたえずなされている時間でもある。生きている限り私がこの現在との連関を完全に失うことはあり得ないことから、生の時間としての無媒介的現在との連関は全か無かの悉無律に従うのではなく、深浅ないし粗密などの質的差異を内包する量的規定を許すはずである。記述現象学的には同様の目立たない慢性期統合失調症の残遺状態であっても、現在連関性の不全をめぐる病理の深達度に応じて人間学的には互いに区別されるべき諸様態があるようにみえる[80]。

現在との連関不全という観点は、慢性化した統合失調症の治療論にとっても意味のないことではないように思われる。たとえば慢性期残遺状態からの離脱を可能にする契機の一つが急性精神病状態の再来であるという未だ十分に検討されていない臨床的事実[81]は、前者の状態と後者の状態との間にある現在連関性の不全に関する度合いの相違と無関係ではないであろう。また無媒介的現在の生との不可分の繫がりは、Schneider, K. が注目していた統合失調症の「状況的可塑性[82]」、すなわち死に接近する限界状況において慢性統合失調症者が劇的な寛解を示す場合があるという未解明の問題に対しても、一つの手掛かりを与えられるかもしれない。

注

（1）Huber, G., Das Konzept substratnaher Basissymptome und seine Bedeutung für Theorie und Therapie schizophrener Erkrankungen. *Nervenarzt*, 54, 1983, S. 23–32.

（2）笠原嘉「初老期に入った分裂病者について」『分裂病の精神病理12』東京大学出版会、一九八三年、三〇一頁。

（3）Blankenburg, W., *Der Verlust der natürlichen Selbstverständlichkeit: Ein Beitrag zur Psychopathologie symptomarmer Schizophrenien*, Enke, Stuttgart, 1971.（木村敏、岡本進、島弘嗣訳『自明性の喪失——分裂病の現象学』みすず書房、一九八八年）

（4）木村敏「精神分裂病の症状論」『分裂病の現象学』弘文堂、一九七五年、一八一－二三三頁。

（5）木村敏「分裂病の時間論——非分裂病性妄想病との対比において」『分裂病の精神病理5』東京大学出版会、一九七六年、一二一頁。「アンテ・フェストゥム」は木村によって倦むことなく繰り返し論じられており、ここではそれが初めて提出された文献を挙げておく。

（6）Huber, G., *op. cit.*, S. 24.

（7）Huber, G., Reine Defektsyndrome und Basisstadien endogener Psychosen. *Fortschr. Neurol. Psychiat.* 34, 1966, S. 409.

（8）Huber, G., Gross, G. Schüttler, R., *Schizophrenie: Verlaufs- und sozialpsychiatrische Langzeituntersuchungen an den 1945–1959 in Bonn hospitalisierten schizophrenen Kranken*, Springer, Berlin, 1984, S. 97–119.

（9）Huber, G., *op. cit.*, S. 414.

（10）*Ibid.*, S. 413.

（11）Conrad, K., *Die beginnende Schizophrenie: Versuch einer Gestaltanalyse des Wahns*. Thieme, Stuttgart, 1971, S. 122.（山口直彦、安克昌、中井久夫訳『分裂病のはじまり』岩崎学術出版、一九九四年、二五二頁）

（12）Huber, G., et al., *op. cit.*, S. 95.

(13) Huber, G., Das Konzept substratnaher Basissymptome und seine Bedeutung für Theorie und Therapie schizophrener Erkrankungen, S. 24.
(14) *Ibid.*
(15) Blankenburg, W., *op. cit.*, S. 5.（邦訳、一三頁）
(16) *Ibid.*（邦訳、一四頁）
(17) *Ibid.*, S. 6.（邦訳、一五頁）
(18) *Ibid.*, S. 27.（邦訳、四八頁）
(19) *Ibid.*（同前）
(20) 山岸洋、木村敏「基底障害理論」『精神分裂病――基礎と臨床』朝倉書店、一九九〇年、七二頁。
(21) 木村敏「タイミングと自己」『偶然性の精神病理』岩波書店、一九九四年、九三―一二五頁。
(22) 同前、一〇一頁。
(23) 同前、九八頁。
(24) 同前、一〇二頁。
(25) 木村敏「時間と自己・差異と同一性――分裂病論の基礎づけのために」『分裂病の精神病理8』東京大学出版会、一九七九年、一一七頁。
(26) 木村敏「タイミングと自己」『偶然性の精神病理』岩波書店、一九九四年、九九頁。
(27) Huber, G., Reine Defektsyndrome und Basisstadien endogener Psychosen, S. 416.
(28) *Ibid.*
(29) なお残遺状態に関するHuberらによる一五の亜型分類のなかで、ただ第九型「精神病なき構造変形」と第一五型「精神病を伴う構造変形」だけは、「純粋欠陥」と「純粋精神病」を両極とする移行系列に収まらない例外的な病態である。Huberらは両亜型ともかなり稀であって、この人格構造をめぐる病理は――Janzarik, W. の経過論（Janzarik, W.,

Schizophrene Verläufe. Spirnger, Berlin, 1968.）とは異なり――慢性統合失調症の構成にとって必須ではないとしている（Huber, G., Gross, G. Schüttler, R., *Schizophrenie*, S. 96–100.）。

（30）木村敏「時間と自己・差異と同一性――分裂病論の基礎づけのために」『分裂病の精神病理8』東京大学出版会、一九七九年、一三九頁。

（31）同前。

（32）木村敏「分裂病の時間論――非分裂病性妄想病との対比において」『分裂病の精神病理5』東京大学出版会、一九七六年、二頁。

（33）同前。

（34）同前。

（35）木村敏「時間と自己・差異と同一性――分裂病論の基礎づけのために」『分裂病の精神病理8』東京大学出版会、一九七九年、一三八頁。

（36）同前。

（37）同前、一三〇頁。

（38）同前。

（39）同前。

（40）同前、一三八頁。

（41）木村敏「内省と自己の病理」『分裂病と他者』弘文堂、一九九〇年、一八四頁。

（42）同前。

（43）木村敏「時間の人称性」『関係としての自己』みすず書房、二〇〇五年、六三頁。

（44）木村敏「分裂病の時間論――非分裂病性妄想病との対比において」『分裂病の精神病理5』東京大学出版会、一九七六年、八頁。

(45) 同前、一二頁。
(46) 木村敏『時間と自己』中公新書、一九八二年、七一頁。
(47) 木村敏「時間の間主観性」『偶然性の精神病理』岩波書店、一九九四年、一六三頁。
(48) 木村敏「タイミングと自己」『偶然性の精神病理』岩波書店、一九九四年、一一六頁。
(49) 木村敏『時間と自己』中公新書、一九八二年、九一頁。
(50) Heidegger, M., *Sein und Zeit*. 17. Aufl, Max Niemeyer, Tübingen, 1993.
(51) 木村敏「時間と自己・差異と同一性——分裂病論の基礎づけのために」『分裂病の精神病理8』東京大学出版会、一九七九年、一三八頁。
(52) 同前、一三九頁。
(53) 木村敏『時間と自己』中公新書、一九八二年、九〇頁。
(54) 木村敏「時間の間主観性」『偶然性の精神病理』岩波書店、一九九四年、一五九頁。
(55) 同前。
(56) 同前、一六一頁。
(57) 同前、一六二頁。
(58) 同前。
(59) 同前。
(60) 同前、一六三頁。
(61) 木村敏「分裂病の時間論——非分裂病性妄想病との対比において」『分裂病の精神病理5』東京大学出版会、一九七六年、九頁。
(62) 木村敏『時間と自己』中公新書、一九八二年、九〇頁。
(63) 九鬼周造『偶然性の問題』(岩波書店、一九三五年)、岩波文庫、二〇一二年、二三一頁。以下では煩雑さを避けるため、引用箇所の頁数を本文中に記す。

(64) Bergson, H., *Essai sur les données immédiates de la conscience*, 9e éd., PUF, Paris, 2007, p. 148.（中村文郎訳『時間と自由』岩波書店、二〇〇一年、二三五―二三六頁）

(65) *Ibid.*, p. 145.（邦訳、二三二頁）

(66) *Ibid.*, p. 89.（邦訳、一四四頁）

(67) *Ibid.*, p. 85.（邦訳、一三八頁）

(68) Bergson, H., *L'évolution créatrice*, 11e éd., PUF, Paris, 2007, p. 311.（真方敬道訳『創造的進化』岩波書店、二〇〇一年、三六五頁）

(69) Bergson, H., *La pensée et le mouvant*, 13e éd., PUF, Paris, 1998, pp. 3-4.（河野与一訳『思想と動くもの』岩波書店、一九九八年、一四頁）

(70) *Ibid.*, p. 4.（邦訳、一四頁）

(71) *Ibid.*（同前）

(72) *Ibid.*（同前）

(73) Bergson, H., *Essai sur les données immédiates de la conscience*, p. 147.（邦訳、二三四頁）

(74) *Ibid.*, p. 89.（邦訳、一四四頁）

(75) *Ibid.*, p. 146.（邦訳、二三三頁）

(76) Bergson, H., *L'évolution créatrice*, p. 9.（邦訳、三一頁）

(77) Conrad, K., *op. cit.*, S. 93.（邦訳、一九二頁）

(78) 木村敏「タイミングと自己」『偶然性の精神病理』岩波書店、一九九四年、一一六頁。

(79) 同前、九九頁。

(80) 木村は統合失調症が「イントラ・フェストゥム的な直接性の病理」と区別すべき「間接性の病態」でありつつ「幾

分かは直接性の病態でも」あると述べている（木村敏『直接性の病理』弘文堂、一九八六年、二二頁）。しかし、この小論で強調したように統合失調症が生の時間である現在との連関性をめぐる病理であるならば、単に「幾分か」ではなく、根本的に「イントラ・フェストゥム」に規定されている可能性を直ちには否定できない。それどころか、この可能性は木村自身によってすでに示唆されていた：「分裂病の病理をつきつめれば、どうしてもこの直接性の病理に至らざるをえない」（同前、九頁）。相容れないようにみえる木村の両見解は、祝祭的な「荒ぶる直接性」（同前、二一頁）を一方の「幾分か」の場合に、日常的な「静かな直接性」（同前）を他方の根本的な場合にわりふれば整合的に捉えられるのかもしれない。木村の「イントラ・フェストゥム」論においてはもっぱら「荒ぶる直接性」が前景に置かれてきたきらいがあるが、統合失調症の精神病理に関しては「静かな直接性」により眼差しを向けなければならないであろう。

（81）　中井久夫「分裂病の慢性化問題と慢性分裂病状態からの離脱可能性」『分裂病の精神病理5』東京大学出版会、一九七六年、六二一–六三頁。

（82）　Schneider, K., *Psychiatrie Heute*. Georg Thieme, Stuttgart, 1955, S. 28.

人称の役割

――前―文法、『源氏物語』、精神の危機

藤井　貞和

1　はじめに

話題としての〝人称〟に深くかかわる上に、専門の臨床医学や哲学の方々が多く参加されている、滅多にない機会でもあり、ぜひ『源氏物語』内のいくたりかの人物について、かれら、彼女たちの負わされた苦悩の表象を巡り、ここにご紹介して「診断」を仰ぎたい。

高度に精神文化が昇りつめた一条朝（九八六―一〇一一）の宮廷社会での、トップクラスのインテリと言って

よい作家、紫式部は、それらと向き合うことを作家のしごとの一部だと思っていたはずで、冷静に、かつ現実主義的な観察をもって主人公たちの内面を相手にしていたと思われる。

『源氏物語』には、われわれの陥る精神的な危機というか、病理学的な現象を精妙に探求するところがあるように思え、今回のテーマに即するならば、人称 the person のゆらぎにかかわってくる。坂部恵著書式に言えば[1]、物語における人称の曖昧化や多重化に作家はかかわっていったかのように思われる。

人称よりはもうすこし大きく、人間 person を相手にすることが作家の務めということながら、あらかじめ彼女の取り組んだ三つの事例を提示してしまうと、①第一に、だれもが思い浮かべる事件として、葵上が生《い》き霊《りょう》に取り憑かれて、ついに回復しなかったという悲惨な事件である（憑依の問題）。

第二、第三もあらかじめ言うと、②鬚黒《ひげくろ》（大将《だいしょう》）の北の方の精神的な振幅が激しく、ついに夫（鬚黒）に火のはいった香炉の灰をぶっかけるという、これはあわれな話としてある。

夕方までおだやかにしていたのが、香炉の灰をかけたあと、周囲は彼女を「もののけ」のせいだとして、僧侶を呼んで加持祈禱する。打たれ、引かれ、泣き騒いで朝までつづくという、これは可哀想でならない。実家に引き取られること（いわゆる出戻り）は当時、つよい恥だったはずで、そのために引き取られたあとは、心乱れるという面も手伝って腑抜けのようになる。

③は『源氏物語』の光源氏の死後に主人公になるはずの男の子（薫《かおる》の君）が、思春期になり、自分の出生《しゅっしょう》の秘密に対して「善見太子《ぜんけんたいし》の悟りがほしい」と独りごとをし、歌を詠むところで、悟りを求めて煩悶する。

善見太子とは仏典に言う阿闍世王《あじゃせおう》にほかならない。阿闍世王は未生《みしょう》以前の因縁によって悪人になる。薫もまた未生以前のおのれに会いたいと思ったということではなかろうか。思春期における重大な危機を克服できなければ、私どもはどんな人格になるのか、宇治十帖はまさにその主題に取り組む。

①～③は従来、物語の主人公たちを追いつめる周囲からの圧制や、物語の構造分析といった側面からおもに解析されてきた。今回はもうすこし、かれら、彼女たちの精神内容に立ちいる解析（それが作者の意図に添うはずである）を求めたいように思う。と言って、非専門の私に十分になしえないことどもであり、事例を提示するにとどまるのは仕方がない。

そのまえに人称の課題など、解析する上での方法的な基礎問題がないか、すこし尋ねてみたいように念願する。

2 〝引用の一人称〟

去年の課題が人称の〝成立〟や〝ゆらぎ〟で、今回、非人称や前人称のたぐいに立ちいるとは、大いに興味をもたされる。なぜならば、これを文法として見るとき、できあがった概念としてのそれら、文法なるものを固定的に使用するのでなく、文法には未開拓の、言ってみれば前文法的な沃野が広がっているとする、これからの考え方を用意するかもしれないからで、われわれの内面での未分化や、前景になるまえの精神的な奥処にも通じることになろう。

従来型の〈一人称、二人称、三人称〉といった枠取りでは、一般的な談話の文法としてならば間に合うかもしれないが、物語となると、主人公（登場人物）たちの行為行動はみずから一人称として語り、物語内容を語る語り手の〝私〟も一人称であり（「頭痛がするので今日は語ることをやめたい」とか言うことがある）、さらには物語そのものを組み立てて語りを作り上げる人ないし作家もまた一人称的人格者ということになって、物語論の上で混乱しないはずがない。

ここで物語の言語とは、詩的表現〈和歌や比喩表現、自由詩など〉を含み、広く文学言語をさすと了解していただきたい[2]。

物語論のこれまでは、二つの一人称ないし三つの一人称がかさなるなどと積極的に論じられ、多声的性格が物語の特徴だともされてきた[3]。

談話の文法と言っても、われわれは実際に物語的に（とは、話相手や話題のなかみを舞台上の人物に見立てたり、役割を振ったりして）会話をあやつるので、物語の人称問題は談話においてもけっして避けることができない。

多声的な在り方とは、荒唐無稽な議論でなくて、日本語のお隣のアイヌ語学には〝引用の一人称〟という〝称〟があって、中川裕はそれを四人称と名づけている[4]。

中川に拠れば、四人称は「包括的一人称複数、二人称敬称、不定称」と言われるところにも出てくるのだと言う。神話など叙事文学は以前から「一人称の文学」と言われて、カムイユカラを始めとして、一人称の文学として世界に紹介されるものの、その実態は主人公たちが自分の行跡を四人称その他で複雑に語る。

日本語だと、

「私が何々する。」と私が言う。

と、引用文のなかも、引用文を言う人も「私」と言う。アイヌ語だと引用文のなかの「私」は四人称で、これを日本語に応用するならば、物語の場合、会話文の自分が四人称語りということになる。

地の文はいわば三人称（光源氏について語る）とすると、それに光源氏の会話文である一人称がかさなって、一プラス三は四というわけ。無論、応用しなければそれまでながら、日本語の隣接言語であり、少数民族語でもあって、注目してみると自分語りを四人称で語る貴重な言語としてある。どのように四人称をあらわすか。

主格でいうと、人称接辞はku-（一人称、単）、-as（われわれが、自動）、ci-（他動）、e-（おまえが）、eci-（おまえたちが）、そして-an（四人称）などがあり、動詞はそれらを伴うから活用と見えなくもない。アイヌ語の動詞（形容詞に同じ）には活用がないと言われるものの、人称接辞が発達していて、動詞にくっつけて人称をあらわす。

三人称はそれらを付けないことで人称表示になる。つまりこれらの表示は義務的に着脱する。

このような〝引用の一人称〟を、日本語にはないとして無視するか、物語の実際に〝引用〟は不可欠であるとして考慮の範囲内に置いてみるか。談話において、目前にいる人の複雑で必死な訴えがあるとすると、事態を物語化して語るわかりにくい引用の言説かもしれない。われわれ、例えば親とか教師とか友人とか医師とかは、日本語に表面上、一人称しかないにもかかわらず、複雑な引用論をこちらがわに用意し、それを駆使して聴きとってあげようとするのではないか。

わかりにくい訴えでも、引用に引用がかさなるようなところについて、人称の知識を用意しておけば、わかり易くなるかもしれない。そのようにして物語のうちなる会話や心内思惟を物語人称（四人称）として位置づけることができる。以前に作家、横光利一が真剣に「四人称」を提唱していたことを思い出してもよい。つまり近代、現代文学の課題でもある。

3　人称と自然称、擬人称

物語内の進行する時間から、そとへひょいと出てきて、物語の叙述でありつつ、「頭痛がするので今日は語ることをやめたい」と断りを述べるような、語り手なる存在はかならず必要なので（多く女性の語り手だろう）、語り手人称であり、物語をしっかり支える表現者というべきか、主要な一〜三人称でない以上、ゼロという人称としよう（ゼロ人称と名づける）。「頭痛がするので今日は語ることをやめたい」と言って表面に出てくる時は、無論、一人称で、それ以外では隠れて出てこないのだからゼロという次第。

ゼロ人称はそのように語りを支える語り手じたいの人称で、言ってみれば時枝誠記《ときえだもとき》の国語学で言う「主体的表現」の担い手に相当する。[5] 時枝理論は日本語から物語や談話の文法を立ち上げるための必須のアイテムとしてある。

「〈私〉が読んだ」「〈私〉は読んだ」と言うと、時枝的に〈私〉は主体の客体化された（素材化された）言い方であって、主体みずからの表現から分けられる。「〈私〉が読んだ」「〈私〉は読んだ」を下支えする表現じたいに担い手として主体がある、それが「主体的表現」で、その人称はゼロに相当する。『源氏物語』などでときに「草子地《そうしじ》」として出現する「頭痛がするので今日は語ることをやめたい」というのがそれだ。

このゼロは時枝の零（＝れい）記号の応用と思っていただきたい。今回のテーマに即するならば、ゼロ人称という下敷きが病的に他者の人称を取り込むところに転換が生じるので、単純にA人格がB人格を演技するということではあるまい（まあ、そう考えてもさしつかえないにしろ）。

作者の人称はぜったいに出てくることがないから、無人称とする。

表に作ると、

	物語の人称	談話の人称
物語人称	四人称（引用の一人称）	―
三人称	三人称	三人称
二人称	二人称	二人称
一人称	一人称	一人称
語り手人称	ゼロ人称	（主体的表現）
作者人称	無人称	―

となる。

非人称はどうしようか。「夜霧が深い／深くなる」「刻限がせまる」「鶯が鳴く」「鈴虫の（＝が）鳴く声」など、日本語での言い方は、私には霧称、時（＝とき）称、鳥称、虫称などと名づけたく、併せて自然称 the nature ないし擬人称 the personified と言いたい。非人称という言い方は避けられると思われる。人称の考え方を投影して非人称と名づける積極的な理由は日本語になく、自然称を認めるのでよいのではないか。(6) 欧米語では It rains. Il preut. のような言い方になる通り、〈非人称〉と呼ぶ一定の根拠がある。

以上のことを一口で言うと、従来の人称は日本語の場合、「人称」と「自然称ないし擬人称」とに分けられる。

4　敬称、人称接辞

人称はもともと古典ギリシア演劇に由来するように、舞台というか、場面芸術の要素を持ちこらえている。一人称（主人公）には「私」が、相手をなす二人称には「あなた」が、舞台（場面）のそとにいる話題の人物や事物には「かれ／彼女／もの／こと」が、というように、人称表示は主格（そして所有格）にあらわれるというのが一般だが、日本語では逆に主格を言わないことによって一人称であったり二人称であったりする。

それだとどうして日本語で会話がなりたつのか、信じがたい感もあるけれども、思い浮かぶところでは日本語の特徴と言われる敬語（丁寧語を含む、待遇表現と言う）の役割が浮上する。模式的に古典語で考察すると、身分差はたしかに絶対あるいは相対的な示準で、敬語の必要不必要が決定される。それとともに、人称表示を日本語に求めると、会話文と否とにかかわらず、特色としばしば言われる敬称や丁寧称につきあたる。「たまふ（四段）」「たまふ（下二段）」「たてまつる」「はべり（ラ変）」など、尊敬語や謙譲語や丁寧語と言われる（補助動詞と呼ばれる）一群の敬語は人称表示の役割を果たす。

	たまふ（四段）	たまふ（下二段）	はべり（ラ変）
一人称	―	○	○
二人称	○	―	―
三人称	○	―	○

というように人称を表示する。自分に四段の「たまふ」を付けると自称敬語になるのも人称表示性のあらわれと言える。二人称の「はべり」を時に見かけるから、このような表示の厳密さは崩壊してよいが、大方のところで認めてかまわないだろう。

「御（おほむ、おん、お、ご、ぎょ、み）」は接頭語という扱いながら、「けっこうなお庭ですね」「（私が）お答えします」などと、語りの場面で聞き手への配慮から「お」が付くので、庭への敬意ではなく自分への敬意でもなく、二人称の表示と見るべきか、こういう事例については未解決だと思われる。

アイヌ語が人称接辞を大発達させていることと、日本語が補助動詞や接頭語としての敬称を発達させていることとは双璧だろう。軽蔑語や罵倒語のたぐいも人称表示（待遇表現）であって、敬語の一種といえば一種。敬語の病を発病すると人称の転換がありうると想像される。

ちなみに日本語は活用を持つことによって「時称」をあらわしうるのに対して、活用を一見、持たないように見えるアイヌ語は時制の基本を持たない。「時称」と「人称」とはだいじなペアになっている。（いわゆるわれわれの教科である漢文も活用がないので時制を持たない。）

5 「心の鬼」「鬼のかげ」

『紫式部集』（家の集、歌集）にこんなやり取りがある。

絵に、もののけつきたる女のみにくきかたかきたるうしろに、鬼になりたるもとの妻《め》を、小法師のしばり

たるかたかきて、をとこは経よみて、もののけ責めたるところを見て、
亡き人にかことはかけてわづらふも、おのが心の鬼にやは　あらぬ（A）
返し、
ことわりや。君が心の闇なれば、鬼のかげとは　しるく見ゆらむ（B）
（『紫式部集』岩波文庫、三二頁）
〔絵に、もののけの憑いた女の醜悪なかたちを描いた背後に、亡霊になった元の妻を、小法師が縛ってあるかたちを描いて、夫は経を読んで、もののけを責めている場面を見て、
亡くなった人に言いがかりはつけて病気になるのも、
自分の気の咎めではないかしらん
返し、
なるほどその通り。あなたの心の闇であるから、
亡霊の姿となって、はっきり見られるのだろう〕

絵を見ながら、（A）歌は紫式部の、（B）歌は同僚である一女房の返歌とすると（逆かもしれない）、当時トップクラスの宮廷女性のやり取りとして、もののけの本性を「心の鬼」（内心のやましさ）とし、それが「鬼のかげ」（幻影）となって姿をあらわすのでは、と応じる。もののけの存在を否定しているのではないが、「心の鬼」が「鬼のかげ」になって出てくるのだ、とする作歌の技巧によると、彼女たちは理性においてもののけ退散のご祈禱の本性を冷静に見ぬいている。

そのような冷然たる観察者グループの一員であるからこそ『源氏物語』の作者になることができたということだろう。

6　もののけの人称は

『源氏物語』に立ちいることにする。①第一の事件は研究として一般に、生き霊（死しては死霊）を持つとされる六条御息所《ろくじょうのみやすんどころ》がわに焦点が当てられる。その上に立って、史上に生き霊なるものがほんとうにあるのか、あるいは別の物語ではどうかといった調査がなされてきた。

私にしても、六条御息所がなぜ生き霊持ちの女性になったのか、明石一族（桐壺一族でもある）の「守護霊」ではないか、などとこれまで論じてきた。[7] 六条御息所が、わが娘（秋好中宮《あきこのむちゅうぐう》）を守りぬくことは当然として、明石君やその子（明石女御《あかしのにょうご》）に対しても、けっして祟らない。それに反して、敵対する女性たちには、その身を殺害し（葵上《あおいのうえ》）、六条院から追い出し（紫上）、出家に追い込む（女三宮《にょさんのみや》）という、もの凄いことをやってのける（かのように見える）。

紫上と女三宮とに関しては死霊と化してからの悪さとしてある。

文学上の解読としてはみぎのようでよいのだが（能楽の「葵上」もまたその延長線上にある）、そもそも葵上が車争いのあと、六条御息所に対する精神的抑圧が昂じて、妊娠そして出産というたいへんな体調のさなか、人格が入れ替わったかのようになり、六条御息所を葵上その人が「演じる」という、葵上のほうにも焦点を当てて考察すべき必要があるのではないか。しかし読み取りはなかなか面倒で、霊媒者（よりまし）による代弁という要素がある。つまり葵上と霊媒者との一体ということをも考慮するか、読み取りはその先、困難をきわめる。いよいよ出産の迫るなか、いろいろな怨霊たちが押し寄せるうちに、執念深い「もののけ」が一つ、「さらに動かず」（動こうとしない）とは、葵上に取り憑いている何ものかで（新岩波文庫（二）、一六二頁）、「さすがに調ぜられて」（それでも調伏されて）とあるから、葵上が言うのか、ついかたわらに置かれたよりましが「すこしゆるへ給へや。大将に聞こゆべきことあり」（少し〈祈禱を〉緩めて下されよ。大将〈源氏の君〉に申すべきことがある）と言うのか、物語の行文としては不明で、作家の創作と見てもよいが、書かれ方としては以下、葵上その人の言のように書かれる。

当時、葵上が脅威を感じる年上の女性というと、六条御息所ただ一人だった。葵上のセリフなのか、

いで、あらずや。身の上のいと苦しきを、しばしやすめ給へと聞こえむとてなむ。かくまゐり来むともさらに思はぬを、物思ふ人のたましひはげにあくがるゝ物になむありける。……（葵巻、『源氏物語』新岩波文庫（二）、一六六頁）

〔いいえ、そうではありませぬよ。わが身の上がじつに苦しいので、しばし（調伏の手を）やすめてくだされと申し上げようとてノウ。かように参り来ようともまったく思わぬのに、物思う人のたましいはなるほどふわふわさまよい出るものでノウ、あったることよ。〕

と、なつかしげに（親しげに〈源氏の君への愛情を込めて〉）言うと、

なげきわび、空に乱るゝわが魂《たま》を、むすびとゞめよ。したがへのつま

〔嘆きに嘆き、空に乱れるわたしの魂を、
　下前の褄に結んで繋ぎとめておくれ〕

と詠むのは、六条御息所に成り代わる葵上のセリフであり、葵上そのひとが六条御息所を演じる、たとい霊媒者よりましがいるとしても、そいつに介助されつつ六条御息所を演じるという複雑さだろう。葵上という人じしんが物憑きというシャマン病を罹患したことになる。

出産ののちになって、「人にかり移し給へる御もの丶けども」（よりましに駆り移されたもののけら）が悔しがったとは、六条御息所以外の怨霊どものことをさす。

そもそも人称は古典ギリシア演劇の舞台上での役割をさしたとすると、葵上の演技する人称は六条御息所の一人称でもあるということになる。演劇ならば、舞台から降りると一俳優の人格に戻るところを、葵上は戻らなかった（亡くなる）。もし真に演技そのものならば、死ななくて生還すればよいのだから、ここには作家、紫式部の考察そして批判がこもっているはずだろう。深層において六条御息所を「演じる」葵上その人の人格が損傷し始めたとの考察がここにあると見てよかろう。

南西諸島のユタ（民間巫者）には例えば天《てん》ザシシ神が憑く。民俗の基層社会では門脇真枝『狐憑病新論』(8)以来、対象にしてきた事例（狐憑き）など、思い合わせるべき事象としてある。物憑き、もののけの襲来は、それらを演じ、押さえ込み、越えてゆく関係としてみるならば、ある種の〈解決〉でもある。

いきなり現代風に言えば、演劇（や映画）の言語であるからには、演じることの欲望や、観客からすれば、映

画館でほとんどヒーローやヒロインに同化する（ヒーローやヒロインの人称と観客その人の人称とがかさなる）体験ののち、映画館から出てきたときにカタルシスを覚えるということかもしれない。

ともあれ、回復できなかった葵上の場合は、悲惨というほかない。彼女に必要だったのは、駆けつけるべき産婦人科のお医者様であって、何らかの延命措置がそこで講じられるならば、もののけ体験を一回きりのこととして克服し、以後、客観的に見ることができるようになったかもしれない。

彼女の死後を普賢菩薩が引き受けて、それの導きによって成仏に近いところまで進んだとは思われる。当時の考え方としてのそのような救済のしかたを無論、紫式部として受けいれていたことは受けいれていた。

7　鬚黒の北の方の悲劇

葵上とともにあわれなのは、私の見るところ、②髭黒の北の方と思われる。新岩波文庫の第四巻（二〇一八・九）には表紙に彼女の絵が出ている。

彼女がいわゆる精神に変調をきたして、という解釈は源氏の研究で行われるものの、正妻格の女性として、けっして間違った人生を歩んでこなかったはずだ。嫉妬の感情にかき立てられて、時に精神的に追いつめられ常軌を逸することがあったにしろ、正常値の範囲内かと思われる。

若い女、玉鬘にその座を奪われるというのは気の毒ながら、polygyny（一夫多妻制）社会で、玉鬘のしたたかさは、何というか、ありうる生き方なのではなかろうか。玉鬘は光源氏を騙して（と思われる、侍女右近と共謀して、山荘育ちの優美な女性であると思わせ）、九州育ちの田舎娘（差別語で失礼！）であることをひた隠しに隠し、六条院という御殿にはいりこむや、求婚者たちを引きつけて、うまくあやつりながら（「養父」光源氏もまた「求婚者」の一人となる）、結果は次期の権力者となる髭黒をえらんで子供までなすほどの、まあ悪女と言えばたいした悪女として描かれているのではなかろうか。

北の方はあわれ、香炉の灰を夫にかけるという異常な行動に出る。そういう場合には、もののけ（何か取り憑いたもの）のせいだとされて、加持祈禱で一晩中、調伏のために彼女は打たれ、引かれ、泣きまどい、ということになる。

調伏ということは、周囲からすれば、彼女のなかの別の存在（もののけ）を追い出すためだが、ほんとうは何も彼女に取り憑いていないはずだ。にもかかわらず、彼女はあわれ打たれ引かれ泣く。もののけなど存在しなかった以上、彼女自身の人格が、それで変化したり、まして彼女の人格の一部がそとへ出ていったりということはなかった。

周囲から、もののけのせいだと見られるということは、「病気だから」として別途に扱われることでもあって、真木柱巻のなかでの言い方にあるように、もし「うつし心にて、かくし給ふぞ」（正気でそんなことをなさるのだ）と見られるならば、まったく見捨てられることになるわけで（「又かへりみすべくもあらずあさましけれど」とある）、正気ともののけとの区別は当時、認識されていた。

追いつめられた北の方は実家に引き取られる。北の方以外の女性ならば、離別は一夫多妻制社会下でのありうる選択であるのに対し、正妻格の女性である以上、夫方居住をつづければよいのであるから、髭黒の北の方として、きびしい選択である。

出戻りは自己批判をしいられる。娘だけ連れて実家に戻るものの、出戻りじたいを恥とする時代にあって、その後はほとんどぼけてしまい、経済的にはもとの夫（鬚黒）を頼りにするという、あわれな終末としてある。おそらく誠実で、子供たちの教育など、なすべきをきちんとできた人で、それにもかかわらず周囲がもののけ文化の擒になって、右往左往し、さんざん彼女をいたぶった。

もし、彼女に、多少なりとも演じる能力があったならば、玉鬘ふうのもののけを演じながら、その演技を脱いでゆくという過程をへて、ある種の解決へ向かうことができたのではあるまいかと思われる。それのならなかった一女性の人格は崩壊せざるをえなかった。

介護の問題もここに投げ出されている感がある。

8　善見太子の悟り――前生《ぜんしょう》の母

『源氏物語』は七十五年という歳月を描く。光源氏は五十三歳でなくなるから、75－53（＋6）＝28は何かというと、母の不倫から生まれた薫の二十八歳までを年代上の基準とする物語である。③薫は周囲のうわさからうすうす出生の秘密を知るものの、知らされぬまま不安をいだいて思春期にさしかかる。家に帰ると母親の女三宮が尼姿という、若いのに異様な姿で修行している。

当時、尼になるとは、不義密通を犯した五人の女性（順に空蟬、藤壺、朧月夜、女三宮、浮舟）がみな尼になり、あとは神域にふみこんだ女性（斎院だった朝顔、斎宮の娘について伊勢へ行った六条御息所）と、老齢の女性（源典侍ら）とが尼になるほかは、尼にならない（なれない）という原則のようで、そうだとすると、薫の母（女三宮）は何か罪深いことを犯した結果、若くして出家したらしいと薫には感じられる。女三宮は彼女なりに解決を出家に求めたわけで、それはそれでよい。

子の薫は、母の尼姿が自分の出生の秘密とかかわりがあるのではないかとまさに煩悶する。だれに聞くこともできない。母宮には、聞くことができないどころか、「自分が出生の秘密をうすうす知っているということすら、知られてはならない」と、生涯の煩悶となる。つまり母親との葛藤がここにある。

そのときの薫のセリフに、

いかなりけることにかは。何の契りにて、かうやすからぬ思ひ添ひたる身にしも成り出でけん。〈せんけう太子〉の我が身に問ひけん悟りをも得てしかな。(匂兵部卿巻、新大系(四)、二一六頁)
〔どのようなことがあったのだろうか。どのような前生の約束によって、かように不安な思いの加わってある身に、ほかでもなく生まれ出たのだろう。善見太子が自分の身に問うたとかいう悟りをも手にいれたいことよな。〕

と独りごとが口をついて出る。そして、

おぼつかな。たれに問はまし。いかにして、はじめも　果ても　知らぬ我が身ぞ
〔ああ気がかりなこと。だれに問うたらよかったのか。
どのようにして、始まりも終りもわからないわたしの身なのか〕

と詠む。新日本古典文学大系は原文〈せんけう太子〉に「善巧太子」とへんてこな漢字を宛てるものの、まったく根拠がなく、日本古典文学大系もまた「くい太子」という不思議な本文を採用する。

阿闍世王説話は当時、よく知られていたことで、（浄土三部経の一）観無量寿経のモチーフであり、著名な当《たい》麻《ま》曼荼羅《まんだら》の絵にもなっている。父を幽閉し、母の韋提希《いだいけ》をも幽閉する。苦しむその母を釈迦が救済するとは、つまり韋提希は獄死して極楽へ迎えられたということだろう。阿闍世王は父を、そして母を殺した悪人ということになる。

と言っても、諸説ふんぷんで、別の語りだと母は子に恵まれることを待ちきれなくて、ある仙人を殺し、その仙人を身代わりにして阿闍世王を生む。生む時に高いところから文字通り産み落として阿闍世王を殺そうとしたのだが、阿闍世王は指を損傷しただけでこの世に生を受ける。世に未生怨《みしょうおん》という。

ちなみに、みぎの阿闍世王説話は、古澤平作《こさわへいさく》を起点とするいわゆる阿闍世コンプレックス（阿闍世錯綜）学説[9]と、一応、無関係に存在する。なぜならば、観無量寿経を始めとして、平安時代人の多くが知る仏教説話であって、薫の君は『源氏物語』のなかでまさにそれを引き合いに、自分もまた前生の約束によって〈悪人〉なのではないかと煩悶する。

その通りであるものの、薫の煩悶はおどろくほど古澤らの学説をみごとに裏づけると言える。[10]阿闍世王説話そのものなのだから、当然といえば当然のことで、おどろくことではないのかもしれないが、もし古澤が『源氏物語』を読んで、薫の君の煩悶のさまを知っていたらば、事例に挙げ加えてフロイトのもとにレポートを提出するなどしてよかったのではないかと思われる。

悪人阿闍世王をいかに改心させるか、それを中心部に置いて描いたのが涅槃経で、その涅槃経をくわしくパラフレーズしたのが親鸞の『教行信証』である。親鸞の教えが悪人往生であることは言うまでもない。涅槃経の釈迦は涅槃にはいることをちょっと延期して、阿闍世王を呼び出し改心させる。

その涅槃経および『教行信証』のなかで、阿闍世王は善見太子として出てくる。薫が〈せんけう太子の悟り〉を欲しい、とのべたのは阿闍世王の悟りが欲しいということにほかならない。「せんけう」は「ぜんけん」〈善見〉におなじ(11)。

女三宮は柏木という男の六年越しの恋心を受けいれて薫をなした。母のそのような不義密通は、韋提希が仙人を身代わりにして身籠もるという、出生の秘密を抱えるあたりによく似ており、なによりも薫そのひとが善見太子の、つまり阿闍世王の悟りを手にしたいと独りごとを言うあたり、『源氏物語』が何を求めたか、明らかだろう。

禅宗では「父母未生以前」というような公案が漱石の『門』に出て、よく知られるところ。『源氏物語』の薫は未生怨、つまり前生の自分に会いたいということだろうが、前生における母に会って出生の秘密を知るとは、こんかいのテーマにかかわれば当然、人称以前の自分に出会えるかどうかということになる。

阿闍世王はみずから病となり、身の苦しみのあげく、最終的に父および母と和解する（悟る）ということなのだろうと思われる。薫は前生の母に会いにゆきたい（真相を知りたい）と思い、和解を求めてその悟りを得たいと思ったということだろうが、作者は読者に対してついに宇治十帖のさいごまで、その悟りが薫に得られたかを明らかにしない。いや、夢浮橋巻のさいごに至り、薫は、復活した浮舟が、自分にもはや会おうとしないのに対して、ほかの男が匿まっているからではないかと、度しがたいことを考える。薫は往生できない悪人なのか、悪人だからこそ往生できるのか、答えはまだない。

注

（1）坂部恵『かたり』（弘文堂、一九九〇年）に、「…主体ないし話し手、聞き手の側には、一種仮面の連なりにも似た主体の移行ないし〈転移〉にともなう人称の曖昧化・多重化がある」（一二九頁）とする。坂部の『かたり』は時称と人称とを行き来しつつ思考する著述。
（2）坂部によると「実際には詩的メッセージはすべて擬引用的談話」（ヤーコブソン）である（注(1)から）。
（3）三谷邦明『源氏物語の言説』（有精堂、二〇〇二年）はM・バフチンに拠って物語が自由間接ないし直接言説（言説は話法のこと）を有する多声的叙述（「同化」の言説）であると説く。ただし、バフチンその人の学説は登場人物と語り手（作者）とを別個の言表とし、それらの声の異なりを衝突させ、対話させると論じるようである。
（4）中川裕『ニューエクスプレスアイヌ語』白水社、二〇一三年。
（5）時枝誠記『国語学原論』（一九四一年）、同・続篇、『国語学史』（一九四〇年）など、いずれも現在、岩波文庫所収。
（6）藤井『日本文法体系』（ちくま新書、二〇一六年）、第八章「敬語、人称体系、自然称」。
（7）藤井「世界から見る源氏物語、物語から見る詩」ほか、『構造主義のかなたへ――源氏物語追跡』（笠間書院、二〇一六年）所収。
（8）門脇真枝、一九〇二年（復刻版、一九七三年）。
（9）古澤平作「罪悪意識の二種――阿闍世コンプレックス」の初出は『艮陵』（東北帝国大学医学部機関誌、一九三一年）と言う。参照「訳者あとがき」（『続精神分析入門』フロイド撰集3〈一九五三年〉）。さらに参照、藤井「源氏物語と精神分析」（『構造主義のかなたへ――『源氏物語』追跡』笠間書院、二〇一六年、所収）。
（10）藤井「薫の疑いは善見太子説話に基づくか」ほか、『タブーと結婚――「源氏物語と阿闍世王コンプレックス論」のほうへ』（笠間書院、二〇〇七年）所収。
（11）喧噪（けんさう）を「けうさう」と書くことがあるように「う」は「ん」、濁音「ぜ」は古文で「せ」と書かれる。

あとがき

野家　啓一

ここに『臨床哲学の諸相』の最新版『人称をめぐって』をお届けする。本書は、河合文化教育研究所が主催して毎年開催している「河合臨床哲学シンポジウム」の第一六回「人称——その成立とゆらぎ」（二〇一六年一二月一一日、東京大学弥生講堂一条ホール）および第一七回「非人称・前人称・無人称」（二〇一七年一二月十日、東京大学弥生講堂一条ホール）で発表された原稿をもとに編集されたものである。

シンポジウムでの各発表の紹介と論評は、これまで木村敏先生が「まえがき」で執筆されるのが通例となっていたが、今回は木村先生ご自身が本書の「まえがき」で述べられているように、思わぬ事故で入院加療中のため、私が代わって担当することとなった。木村先生の鋭利な講評と総括を期待されていた読者の方々には申し訳ない限りだが、事情をご賢察のうえ、ご寛恕いただくようお願いしたい。

第一部は二〇一六年のシンポジウム「人称——その成立とゆらぎ」の記録である。「人称」を「ペルソナ」ないしは「パーソン」と言い換えれば、ただちに和辻哲郎のエッセイ「面とペルソナ」や坂部恵の著書『仮面の解釈学』が思い起こされる。それゆえペルソナは、単に語学上の「人称」であるのみならず「人格」や「位格」の意味をも含み込む。いずれにせよ、精神医学にとっても哲学にとっても枢要な概念であり、これまでの一五回にわたるシンポジウムで取り上げられてこなかったのが不思議なくらいのテーマである。

トップバッターは精神医学者の清水光恵氏による「自閉スペクトラム症における「私」」である。自閉スペクトラム症候群（ＡＳＤ）は「アスペルガー症候群」や「発達障害」などと一緒にされることも多く、このところ話題となることの多い疾患だが、清水氏は具体的な症例をもとに、人称の使用や人称の逆転、一人称代名詞の獲得などの場面に即しながら、その臨床的特徴と哲学的含意を明快に解き明かしてくださった。また口頭発表の際は詳しくは触れられなかったラッセルやウィトゲンシュタインなど分析哲学における「固有名」の議論との結びつきを、今回の論文では大幅に加筆してくださったことは、今後の精神医学と哲学との対話に大きな可能性を開くものであろう。清水氏のご尽力に感謝したい。

二番バッターは哲学者の森一郎氏による「私には見えないのに、あなたには見えるものって何？」である。森氏はいささかトリッキーなタイトルを掲げた理由を説明しながら、いつのまにか聴衆（読者）を「私」や「人格」という問題の磁力圏のなかへと引きずり込んでゆく。その磁場の中心に位置するのは、森氏が翻訳の労をとられたハンナ・アーレントの『活動的生』（ドイツ語版。英語版は『人間の条件』）である。氏はアーレントの人格概念の核心を「相互共存」と「複数性」のなかに見出す。そこから和辻哲郎の「面とペルソナ」や坂部恵の「ペルソナの詩学」を介しながら、政治的公共空間における「仮面」の不可欠性にいたる議論の展開は、鮮やかというよりスリリングですらある。「仮面」は清水氏が取り上げたＡＳＤの症例ともどこかでつながっているように見える。

クリーンアップの一角に今回お招きしたのは、精神医学者の斎藤環氏である。活発な評論活動でも知られる氏が今回取り上げたのは「オープンダイアローグ」というフィンランドの西ラップランド地方で実践されている統合失調症へのケア技法である。薬物や隔離拘束を使わずに対話のみによる療法で、トルニオという町では三〇〇床あった病床が二二床にまで減ったというから驚く。斎藤氏によれば、その背景にあるのはミハイル・バフチンのモノローグをダイアローグへと開いてゆく「対話主義」だという。また人称の特性は「関係性と他者性の隠喩」であり、隠喩の意味理解は身体性を媒介とする、という氏の指摘はきわめて重要であり、今後の哲学と精神医学とのオープンダイアローグに道を拓くものとして期待したい。

締め括りは哲学者の谷徹氏による「私は思考しうるか?」である。谷氏は現象学者らしく、フッサールが「原事実」と呼んだもの、すなわち意識作用それ自体が意識されてあるという事態から出発する。だがフッサールは当初、純粋自我などはフィクションであり、実在するのは志向的諸体験だけだ、と述べていた。この志向的体験はやがて「現象学的自我(私)」へと拡大される。谷氏はそこから、意識作用が〈自己現出する〉そのこと自体が「媒体性の構造」を持つことを指摘する。この媒体機能は「動詞的」であり、〈私は思考する〉は〈あなたは思考する〉に媒介されて初めて人称的な「自我」が明示的に現れるのである。さらに谷氏はそれを木村敏の「メタノエシス」や「あいだ」、坂部恵の「あわい」や「原人称」と関わらせつつ、フッサールの「原自我」の人称化・人格化へと話を進める。このあたりの議論の展開は、まさに本シンポジウムの王道を行くものであろう。

第二部は二〇一七年のシンポジウム「非人称・前人称・無人称」における口頭発表を基盤にしている。これは前年度のテーマであった「人称」をさらに角度を変えながら深化させようという企図に発したものである。

提題は、まず熊崎努氏の「臨床場面からみた一人称の謎」から始まった。問題設定の中心は「一人称特権」、すなわち本人の感覚、欲求、信念、意図などに関する言明では、本人の発言が三人称よりも圧倒的に優先される、という事実である。それを熊崎氏は一方で具体的な症例を分析しながら、他方ではアンスコムの思考実験、D・ルイスの反実仮想論など分析哲学の理論的成果を参照しながら考察を深化させ、さらに人工知能（ＡＩ）が一人称の発言を理解する可能性にまで議論を拡げる。氏の結論は、一人称特権の確実性は共同体における相互承認に支えられており、それを科学技術による承認に置き換えることはできない、というものである。その際に、本シンポジウムをこれまで共に企画・運営してきた故・津田均氏の「互いの精神状態を一通りに確定できないからこそ、我々は個別の存在として生きている」という言葉に触れていることが、とりわけ印象的であった。

二番手は私の「自己のゆらぎ——人称の迷路のなかで」（本書では「非人称（エス）の迷路のなかで」に改題）である。スタートラインはフロイトとグロデックの「エス」概念をめぐる確執を論じた木村敏の論文「エスについて」（『分裂病の詩と真実』河合文化教育研究所、一九九八）であり、そこから「エス」概念の射程をどこまで拡張できるかを試みた。マッハ、初期サルトル、ヘリゲル、ヴェイユまでを援用しながら、最終的には「エス」をグロデック流に「神なる自然」につなげることによって、倫理を人間的人称から切り離し、動物倫理や環境倫理など「非人称の倫理」へと展開しようとしたのだが、成功したかどうかはおぼつかない。ただ、後続の藤井貞和氏が「自然称」と呼んだものとの接点はありうるのではないか、と思われた。

三番目の提題は精神病理学者岡一太郎氏による「統合失調症性残遺状態の一様態」である。岡氏は木村敏の「アンテ・フェストゥム」を鍵概念にして、「純粋欠陥」と呼ばれる病態を考察する。木村の論文「タイミングと自己」を検討しながら、この「フライング」を繰り返す症例との出会いは「木村の時間論にHeideggerの影響圏からの離脱を含む或る転回をもたらし」たという氏の指摘は、きわめて興味深い。さらに岡氏は九鬼周造の偶然論やベルクソンの時間論を下敷きにしながら、タイミングという概念が「行為的現在」との確かな繋がりを含んでおり、統合失調症の治療論においても「現在との連関不全」という観点が重要な手がかりを与えることを示唆する。まさに精神医学の治療過程と哲学的考察とが切り結ぶ現場で書かれた含蓄ある論稿といえよう。

今回のいささか奇矯なタイトルを掲げたシンポジウムの最後に登場いただいたのは、国文学者の藤井貞和氏であり、「〈前―文法〉の記述は可能か」(本書では「人称の役割――前―文法、『源氏物語』、精神の危機」と改題)と題する発表をいただいた。藤井氏は『源氏物語』の専門家であると同時に詩人でもあり、きわめて刺激的な問題提起をしてくださった。まず、アイヌ語には「四人称」があるという。地の文の三人称と会話文の一人称が合わさった「引用の一人称」が四人称というわけである。そこからさらに、語り手人称である「ゼロ人称」や作者の人称である「無人称」にまで話は展開し、日本語には「非人称」に相当する用法はなく、むしろ「自然称」ないしは「擬人称」と呼ぶべきであるという。後半部では、『源氏物語』の特徴的なエピソードをもとに、ペルソナすなわち「人称は古典ギリシア演劇の舞台の上での役割をさした」という事実から、六条御息所、葵上、髭黒の北の方、薫の君といった人物像の精神病理現象にまで説き及ぶ。まことに本シンポジウムの掉尾を飾るに相応しい提題であった。

今回もシンポジウムの開催に当たっては、多くの方々のご協力とご援助をいただきました。まず提題者の皆さまには、お忙しい中での当日の口頭発表のみならず、時間が経ってからの完成原稿の作成にまでご協力いただき有難うございました。木村先生はじめ内海さんや谷さんなど準備委員の方々には、提題者やコメンテーターの人選から出演依頼にいたるまで、ご自身の講演も含めて滞りなく進めていただきました。この場を借りて厚く御礼を申し上げます。

それにもまして、主宰者である河合文化教育研究所の加藤万里さん、多賀悦子さんを中心とする皆さま、それと裏方として運営に万全を期していただいた相京範昭さんをはじめとする河合文化教育研究所・東京の皆さまに、心から感謝の言葉を申し上げます。

最後に、木村敏先生が「まえがき」にも書かれていましたように、先生のご体調のこともあり、この河合臨床哲学シンポジウムは、この第一八回をもってひと区切りとする公算が強くなりました。今後のことについてはまだ何も決まっていませんが、適切なアドバイスをいただくためにも、木村先生の一日も早いご回復と復帰とを切にお祈りいたします。

〈監修〉

木村　敏

1931年生まれ。京都大学名誉教授。河合文化教育研究所主任研究員・所長。精神病理学。

野家啓一

1949年生まれ。東北大学名誉教授。東北大学総長特命教授。哲学、科学基礎論。

〈座談会及び執筆〉

谷　徹

1954年生まれ。立命館大学文学部人文学科哲学専攻教授、間文化現象学研究センター長。哲学。

内海　健

1955年生まれ。東京藝術大学保健管理センター教授。精神病理学。

〈執筆〉

清水光恵

1967年生まれ。伊丹健康福祉事務所（伊丹保健所）所長、兵庫県精神保健福祉センター医療参事。精神病理学、公衆衛生学。

森　一郎

1962年生まれ。東北大学大学院情報科学研究科教授。哲学。

斎藤　環

1961年生まれ。筑波大学医学医療系社会精神保健学教授。思春期・青年期の精神病理および病跡学。

熊﨑　努

1972年生まれ。東京農工大学保健管理センター准教授。精神病理学。

岡　一太郎

1965年生まれ。もみじヶ丘病院勤務。精神病理学。

藤井貞和

1942年生まれ。東京大学名誉教授。日本古典文学、言語態分析および現代詩。

人称をめぐって——臨床哲学の諸相

2019年1月15日　第1刷発行

監修　木村　敏
　　　野家　啓一

発行　河合文化教育研究所
　　　〒464-8610　名古屋市千種区今池2-1-10
　　　TEL (052) 735-1706㈹　FAX (052) 735-4032

発売　㈱河合出版
　　　〒151-0053　東京都渋谷区代々木1-21-10
　　　TEL (03) 5354-8241㈹

印刷 製本　㈱あるむ

ISBN978-4-7772-0455-7　C1010

生命と死のあいだ——臨床哲学の諸相
木村　敏
野家啓一　監修
私たちの個別的生を成り立たせているビオスとゾーエーの生命論的差異を軸に、生命とは何かをさまざまな角度から根底的に考察した論考集。
4000円

臨床哲学とは何か——臨床哲学の諸相
木村　敏
野家啓一　監修
多様な「いのち」の声に耳を澄まし、そこから柔軟に哲学しようとする臨床哲学。哲学の可能性を押し広げるこの新しい試みの意味を深く考える。
4000円

「自己」と「他者」——臨床哲学の諸相
木村　敏
野家啓一　監修
他者なくしては原理的に成り立たない「自己」という不可思議な欠如体を「中道的自己」、「与格的自己」という新たなアプローチを通して辿り直す。
3900円

空間と時間の病理——臨床哲学の諸相
木村　敏
野家啓一　監修
ニュートン的絶対空間・絶対時間と、それを一瞬の内に垂直に切り裂く「こと」としての時間と空間。この根源的に異なる二種類の時空間の謎に迫る。
3900円

〈かたり〉と〈作り〉——臨床哲学の諸相
木村　敏
坂部　恵　監修
ゾーエーから個別的生命への分節化の過程に差し挟まれた言語と制作という人間の根源的運動。この運動が原初的に孕む虚・実の構造に光をあてる。
3900円

身体・気分・心——臨床哲学の諸相
木村　敏
坂部　恵　監修
形而上学を排して世界とのアクチュアルな接触に賭ける哲学と、患者との治療経験を通して超越論的思考へと向かう精神病理学の刺激的な出会い。
3900円